Das 5:2 Diät Kochbuch

111 Rezepte für das 5:2 Fasten. Intermittierendes Fasten, Intervallfasten und Kurzzeitfasten einfach erklärt. Inklusive 14 Tage Challenge und Nährwertangaben.

2. Auflage 2018

IBSN-13: 9781980990444

Inhaltsverzeichnis

Vorwort 6

Einführung 7
Wie funktioniert die 5:2 Diät und für wen ist sie geeignet? 7
Rahmenbedingungen 7
Darum ist Fasten sinnvoll 8
Wie entstehen Heißhungerattacken? 8
Warum diese Methode so einfach & genial ist 9
Welche Formen des Fastens gibt es? 10
Vor- und Nachteile des intermittierenden Fastens 11
Vorteile *11*
Nachteile *12*
Motivation und Durchhalten 13

Hinweise zu den Rezepten 16

Rezepte 17
Frühstück **18**
Grießbrei *19*
Putencurry auf Vollkornbrot *20*
Himbeerreis *21*
Knäckebrot *22*
Honigcreme mit Amarettini *23*
Couscous-Joghurt *24*
Toast mit cremigem Fruchttopping *25*
Avocadosuppe *26*
Zuckerschoten-Omelett *27*
Obstsalat mit Couscous *28*
Belgische Waffeln *29*
Quarktaschen *30*
Spinatbowl *31*
Chia-Himbeer-Bowl *32*
Hirsebrei mit Aprikose *33*
Pilzomelett *34*
Chia-Kürbis-Bowl *35*
Schokoladenporridge *36*
Bananenpfannkuchen *37*
Dreiecke aus Blätterteig *38*

Hauptgerichte unter 300 kcal 39
Asiatische Suppe...40
Suppe Miso..41
Scholle auf Zucchini...42
Ananas-Reis-Curry..43
Kokossuppe mit Mango..44
Linsenfladen...45
Rote-Bete-Suppe..46
Belegter Saibling..47
Kartoffel-Aprikosen-Suppe..48
Reispäckchen...49
Frische Melonensuppe..50
Risotto aus Pilzen...51
Suppe aus Schwarzwurzel..52
Bohneneintopf...53
Zucchininudeln mit Forelle..54
Putenroulade mit Gemüsereis...55
Walnussnudeln mit Zucchini...56
Lachssteak auf Brokkoli...57
Mediterraner Thunfisch...58
Blumenkohlreis mit Paprika...59
Asia Suppe mit Teigtaschen..60
Lachsrisotto..61
Auberginen Cannelloni..62
Quark Ravioli..63
Bowl mit Ingwer..64
Nudeln in Chorizo-Soße..65
Gnocchi mit Bärlauch...66
Auberginenauflauf...67
Soufflé aus Kartoffeln..68
Thunfischtortilla..69
Tatar vom Rind...70

Hauptgerichte bis 500 kcal...71
Quinoa-Brokkoli-Bowl..72
Seelachfilet...73
Chili con Hähnchen..74
Kürbisauflauf..75
Hähnchenbrustfilet mit Bohnenauflauf..76
Kürbis-Parmesan-Risotto..77
Lasagne mit Kohlrabi...78
Blumenbällchen auf Rotkohl..79

Überbackene Süßkartoffel ... 80
Hirse-Kürbis auf Gemüse ... 81
Lachstarte ... 82
Couscous-Süßkartoffel ... 83
Feigenflammkuchen ... 84
Gebackene Zucchini-Tortilla ... 85
Veggieburger ... 86
Belegte Tortilla ... 87
Maisgrieß mit Gemüse ... 88
Obstschnitzel ... 89
Pizza ... 90
Steak auf Kichererbsen ... 91
Rote Bete Salat ... 92
Zucchini auf Thunfischboden ... 93
Leichte Thunfischwraps ... 94

Snacks ... 95
Rosenkohlsalat ... 96
Chinakohlsalat ... 97
Tomaten mit Joghurtfüllung ... 98
Ziegenkäse mit Melone ... 99
Currygarnelen ... 100
Herzhafte Windbeutel ... 101
Salat aus Kichererbsen ... 102
Spargel auf Baguette ... 103
Zucchini-Schnitten ... 104
Herzhafte Muffins ... 105

Desserts ... 106
Pfirsichtarte mit Kokosraspeln ... 107
Erdbeermilchreis ... 108
Quarkkuchen mit Himbeersoße ... 109
Haferbrei mit Honig ... 110
Beerenkuchen ... 111
Zimtbanane ... 112
Scones ... 113
Pfannkuchen mit Beeren ... 114
Schokopizza mit Erdbeeren ... 115
Quark mit Kiwipüree ... 116
Kokosauflauf ... 117
Ravioli mit Blaubeerfüllung ... 118
Waffeln mit Beeren ... 119

Kartoffelwaffeln 120
Erdbeerrolle 121

Grüne Smoothies **122**
Papaya-Chicorée-Smoothie 123
Spinat-Dattel-Smoothie 124
Feldsalat-Smoothie 125
Spitzkohl-Apfel-Smoothie 126
Fruchtiger Salat Smoothie 127
Papayatraum 128
Blattspinat-Ananas-Smoothie 129
Mangold-Cranberry-Smoothie 130
Melonen Smoothie 131
Grünkohl-Avocado-Smoothie 132
Ananas-Avocado-Smoothie 133
Banane-Brokkoli-Smoothie 134

Die 14 Tage Challenge **136**

Unsere Story **140**

Schlusswort **141**

Buchempfehlungen **142**

Rechtliches **143**

Vorwort

Abnehmen ist immer so eine Sache. Man nimmt es sich oft vor, fängt vermutlich meist auch an, aber wie lange diese anfängliche Motivation dann doch bestehen bleibt, ist meistens der Knackpunkt. Irgendwann ist der Schweinehund in einem schwachen Moment zu überzeugend und man wirft alle guten Vorsätze über Bord und gibt nach. So bleiben die überflüssigen Pfunde, die man zum wiederholten Male los werden wollte. Dieser Prozess wiederholt sich in unserem Leben wohl öfter und auch wenn man sich das ein oder andere Mal alleine mit seinen Schwachstellen fühlt, teilt man diese nicht allzu selten mit vielen anderen Menschen. Hat man sich bestimmte Dinge angewöhnt und diese über Jahre als angenehm empfunden ist es aber auch schwer, diese zu verändern. Das liegt an der Motivation, dem Durchhaltevermögen oder der Einstellung.

Dementsprechend wäre es doch fantastisch endlich mal eine Methode kennen zu lernen, bei der man nicht großartig irgendwas verändern oder auf irgendwas verzichten muss. Man kann prinzipiell so weitermachen wie vorher. Der einzige Unterschied: Man muss an 2 Tagen auf seine Kalorienzufuhr achten. Damit dir aber auch das leichter fällt, haben wir von Food Revolution dieses Buch geschrieben. Hier bekommst du genügend Rezeptideen, mit denen du es optimal schaffen wirst diese Diät als die für dich Optimale zu entdecken. Es wird dir nie leichter gefallen sein, endlich deine Kilos loszuwerden und dich wieder rundum wohl in deiner Haut zu fühlen. Darüber hinaus ist diese Diät auch keine Diät auf Lebenszeit, sodass es dir mit einigen kleinen Tipps und Tricks gelingen wird, auch nach der Diätphase dein Gewicht langfristig zu halten. Es war noch nie so einfach deinen Schweinehund zu ignorieren, dein Ding durchzuziehen und am Ende dein Traumgewicht zu erreichen.

Deswegen warte nicht länger damit dich endlich wieder wohl zu fühlen, sondern starte direkt damit dein Leben in die Hand zu nehmen und mit dieser effektiven Methode deinen Kilos den Kampf anzusagen.

Viel Erfolg wünscht Dir
Food Revolution

Einführung

Wie funktioniert die 5:2 Diät und für wen ist sie geeignet?

Bei der 5:2 Diät handelt es sich genau genommen nicht um eine herkömmliche Diät. Vielmehr handelt es sich um eine Ernährungsumstellung, die sich leicht in den Alltag integrieren lässt und dabei so einige positive Nebeneffekte mit sich bringt. Man muss auf nichts verzichten, sondern lediglich an einigen Tagen auf seine Kalorienzufuhr achten. Im Klartext: Die 5:2 Diät besteht daraus, dass man an 2 Tagen in der Woche seine Kalorienzufuhr auf **¼ des sonstigen Bedarfs** senkt. Dabei ist es absolut irrelevant **wann** man diese zwei Tage im Laufe seiner Woche einbaut. Das bedeutet wenn man eine sonstige Kalorienzufuhr von 2000 kcal hat, reduziert man diese an den zwei ausgewählten Fastentagen auf 500 kcal. Da man sich die Tage Woche für Woche neu einteilen kann, bedeutet das, dass man nicht auf eine Grillparty oder sonstige Einladungen verzichten muss. Abgesehen von den 2 Fastentagen, kann man die restlichen Wochentage essen worauf auch immer man Lust hat. Man isst ganz normal wie auch zuvor. Generell ist diese Diät für jeden geeignet, allerdings sollte man darauf verzichten, wenn man auf die regelmäßige Nahrungsaufnahme angewiesen ist. Beispielsweise bei einer Schwangerschaft, bei Kindern, wenn man an Diabetes oder an einer Essstörung leidet, sollte man auf diese Ernährungsumstellung verzichten. Wenn man sich bei bester Gesundheit befindet und einfach etwas für sich und seinen Körper tun möchte steht einem bei dieser Ernährungsumstellung nichts im Wege. Dennoch solltest du vorsichtshalber im Voraus mit dem Arzt deines Vertrauens Rücksprache halten.

Rahmenbedingungen

Generell gibt es eigentlich keine wirklichen Rahmenbedingungen. Zunächst einmal das Eindeutigste:

- 5 Tage essen wie bisher
- 2 Tage auf die Kalorienzufuhr achten und lediglich ¼ der sonstigen Kalorienzufuhr zu sich nehmen
- Die Fastentage sind frei wählbar
- An Fastentagen bewusst entscheiden, ob man 1 Nahrungsmittel zu sich nimmt und damit den kompletten Kalorienbedarf aufgebraucht hat oder ob man sich die Kalorienzufuhr auf mehrere Mahlzeiten aufteilt

- Durch das Bewusstmachen der Ernährungsweise bekommst du ein allgemein besseres Bewusstsein für deine Nahrungsaufnahme
- An Fastentagen nur Wasser, ungesüßte Tees und schwarzen Kaffee trinken
- Damit es dir leichter fällt an Fastentagen dementsprechend zu essen, findest du in diesem Buch einige Anregungen
- Die 14 Tage Challenge soll dir den Start in die 5:2 Ernährung erleichtern

Darum ist Fasten sinnvoll

Im Laufe der Zeit hat sich die Menschheit so entwickelt, dass wir prinzipiell permanent essen können. Essen ist uns überall verfügbar und es existiert in Massen. Dadurch, dass die Zeit zwischen den Hauptmahlzeiten oft noch damit gefüllt wird einen Snack zu sich zu nehmen, schüttet unsere Bauchspeicheldrüse ständig Insulin aus, damit die Nahrung verstoffwechselt wird. Wenn dem Körper permanent Insulin zur Verfügung steht, beginnt er damit Fettmasse aufzubauen. Der Körper bildet Rücklagen in Form von Fettdepots. Dementsprechend ist es meist auch sehr schwer die gebildeten Fettdepots wieder loszuwerden. Durch eine Phase des Fastens reguliert sich die Insulinproduktion wieder und somit lernt der Körper auf die bereits bestehenden Reserven zurückzugreifen und diese für sich zu nutzen. Der Fettstoffwechsel wird angeregt. Der Körper lernt seinen Stoffwechsel umzustellen, damit alles in geregelten Bahnen weiter verlaufen kann. Durch die Gewöhnung des Körpers an eine vor allem aus Kohlenhydraten bestehenden Ernährung zugeführt durch die tägliche Nahrung, muss der Körper bei einer Fastenphase darauf umstellen, aus den Fettreserven die Energie für alle lebenswichtigen Vorgänge zu beziehen.

Wie entstehen Heißhungerattacken?

Wer kennt es nicht? Das unstillbare Verlangen nach Nahrung. Man kann nichts dagegen tun. Man kann nicht mehr klar denken, alle Gedanken kreisen nur noch darum etwas zu essen zu bekommen. Dieser Zustand hält so lange an bis man diesem Verlangen nachgibt und die gewollte Nahrung zu sich nimmt. Heißhungerattacken sind das Resultat einer Mangelerscheinung. Allerdings täuscht uns das ein oder andere Mal diese Mangelerscheinung. Unserem Körper wird ein Mangel signalisiert, aber letztendlich ist die Lösung nicht die optimale Lösung. Heißhungerattacken werden nur allzu oft mit fett- und zuckerhaltigen Nahrungsmitteln gestillt. Durch das unkontrollierte Essen werden wir so im Laufe der Zeit einige Fettpolster ansetzen. Doch woher kommen überhaupt diese Mangelerscheinungen?

Eine Ursache für Heißhungerattacken kann Stress sein. Durch vermehrten Stress wird dem Körper durch den erhöhten Cortisolausstoß der Nebennieren Hunger signalisiert. Der Hunger auf etwas fett- und salzhaltiges wird aktiviert, da diese zuvor durch den Cortisolausstoß in Form von Energie entwichen sind. Weitere Gründe können Eisenmangel, ein zu niedriger Insulinspiegel oder Fettmangel sein. Wenn solche Mängel auftreten, möchte der Körper diese schnell behoben haben. Deswegen entsteht häufig ein unstillbares Bedürfnis nach Fleisch (bei Eisenmangel), nach Süßem (bei einem geringen Insulinspiegel) oder Fettigem. Durch diese Signale, soll der Mangel so schnell wie möglich behoben werden und diese Nahrungsmittel sind am naheliegendsten. Dementsprechend geben wir Menschen irgendwann nach, da es uns bei Mangelerscheinungen meist auch nicht so gut geht und stillen diese mit Schokolade, einem Burger oder einem Steak.

Diese Vorgehensweise ist naheliegend und menschlich, aber dennoch gibt es deutlich bessere Alternativen. Wenn der Insulinspiegel fällt, bedarf es nicht immer Süßes wie Schokolade. Stattdessen sollte man eher auf etwas Obst oder einer Scheibe Vollkornbrot zurückgreifen. Obst hat weniger Kalorien und ist gesünder. Die Scheibe Vollkornbrot kann dabei den Insulinspiegel stabilisieren. Darüber hinaus sollte man bei jeder Heißhungerattacke zunächst einmal ein großes Glas Wasser trinken, um zu schauen, ob es sich bei den Signalen tatsächlich um Hunger handelt. Bevor man einer Attacke nun nachgeht, sollte man sich einen Moment für sich nehmen und tief durchatmen. Das ist vor allem hilfreich, wenn man sich eben in einer stressigen Situation befindet und dort eine Heißhungerattacke entsteht. Bei Attacken durch Mängel wie Eisen oder Fett, ist es ratsam nicht das erst beste zu wählen, sondern auf gesündere Alternativen zurückzugreifen. Bei Eisenmangel gibt es pflanzliche Produkte wie Trockenfrüchte, die ausreichend Eisen zur Verfügung stellen. Bei dem Bedürfnis nach Fetthaltigem sind hochwertigere Fette wie Omega-3-Fettsäuren besser zur Minderung des Heißhungers. Dafür eignen sich Nüsse und gute Öle.

Warum diese Methode so einfach & genial ist

Diese Ernährungsform ist deutlich einfacher als bisherige Diäten. Das hängt vor allem damit zusammen, dass man seine bisherige Ernährungsweise nicht komplett über Bord werfen muss. Man muss sich lediglich zwei Tage die Woche zusammenreißen. Da man diese beiden Tage von Woche zu Woche unterschiedlich legen kann, ist diese Ernährungsweise sehr einfach für jeden in seinen Alltag einzubauen. Am

Anfang wird es wie jede Ernährungsumstellung etwas schwerer sein sich daran zu halten, dennoch wird der Gewöhnungsprozess deutlich schneller beendet sein. Dadurch verringert sich auch das Bedürfnis aufzugeben. Mit dieser Ernährungsweise darf man eben auch mal schlemmen und sündigen. Wenn man an einem Fastentag in Versuchung geführt wird, kann man sich stets damit beruhigen, dass der darauffolgende Tag ein ganz normaler Tag ist, an dem man wieder alles essen darf. Mal davon abgesehen sind 2 Tage Fasten im Gegensatz zu 5 Tagen normal essen die Woche erträglich. Dadurch, dass man diese Tatsache stets im Hinterkopf hat und es sich eben nicht um eine herkömmliche Diät handelt, sondern um eine Ernährungsumstellung, schafft man es deutlich leichter durchzuhalten. Man lässt sich weniger schnell verleiten zu sündigen, da es ja generell nicht verboten ist. So schafft man es endlich ein besseres Wohlgefühl für den eigenen Körper zu bekommen und tut nebenbei seiner Gesundheit etwas Gutes.

Welche Formen des Fastens gibt es?

Es gibt selbstverständlich nicht nur die 5:2 Diät als eine Form des Fastens. Darüber hinaus gibt es noch einige andere Formen des Fastens, die alle ihre Vor-und Nachzüge haben. Für einen besseren Überblick einige Formen des intermittierenden Fastens in einer Übersicht.

a) **Alternate-day-fasting** -> Diese Methode wird auch Eat-Stop-Eat genannt. Es bedeutet dass man jeden Tag abwechselnd einen Tag fastet und den nächsten Tag isst, worauf man Lust hat. Fastentag und Esstag wechseln sich also täglich ab.

b) **5:2** -> Die Methode mit der wir uns hier beschäftigen. Man achtet 2 Tage die Woche auf seine Kalorienzufuhr. Dabei kann man entweder die Kalorienzufuhr auf ¼ des sonstigen Bedarfs reduzieren oder man verzichtet komplett auf die Nahrungsaufnahme an diesen beiden Tagen.

c) **20:4** ->Von den gesamten 24 Stunden eines jeden Tages, dürfen ausschließlich 4 dafür aufgewendet werden Nahrung zu sich zu nehmen. Dabei sollte die Nahrungsaufnahme dennoch ausgewogen und gesund sein und nicht einfach nach Lust und Laune ungesundes Essen in sich hineingestopft werden.

d) **16:8** -> Von den 24 Stunden am Tag dürfen 8 Stunden Mahlzeiten zu sich genommen werden. Auf die 8 Stunden essen folgen dann

16 Stunden fasten. Diese Aufteilung wiederholt man jeden Tag und kann dabei die 8 Stunden essen und die darauffolgende Fastenphase einteilen wie es in den Alltag passt. Das Einzige worauf man eben achten muss ist die 16 Stunden Fastenphase.

e) **36:12** -> Bei dieser Methode ist im Schnitt jeder zweite Tag ein Fastentag. Zu Beginn fängt man um 10 Uhr mit der Essensaufnahme an. Nun hat man ein Zeitfenster von 12 Stunden, in denen man Essen zu sich nehmen darf. Bedeutet also bis 22 Uhr. Am nächsten Tag ist ein Fastentag. Dadurch, dass nun noch zwei Schlafzeiten hinzukommen, sollte man am Ende auf 36 Fastenstunden kommen. Diesen Rhythmus behält man nun bei. Wenn man seinen Tagesrhythmus nun anpassen muss, dann bricht man einmal die 36 Stunden und passt dadurch aber die Fastenphase wieder an den veränderten Alltag an.

Welche Methode man am Ende wählt ist meistens stark davon abhängig welchen Lebensstil man führt und welche Methode man darin am leichtesten integrieren kann. Letztendlich sind alle Methoden im Bereich des Möglichen für jeden sich danach zu richten. Letztendlich tut man sich und seiner Gesundheit etwas Gutes durch die Fastenphase.

Vor- und Nachteile des intermittierenden Fastens

Wie bei eigentlich jeder Methode gibt es Vor- und Nachteile. Damit du diese mit in deine Überlegungen einbeziehen kannst, ob du so deine Ernährung umstellen möchtest, im Folgenden die Vor- und Nachteile im Vergleich.

Vorteile

- Das Hungergefühl nimmt ab: Am Anfang wird es den Meisten eher schwer fallen die Fastenphase durchzustehen. Aber wie bei allen Umstellungen wird sich der Körper mit der Zeit an diese Phasen gewöhnen und das Hungergefühl wird abnehmen. Außerdem wird man sich so wieder bewusster darüber wann man wirklich Hunger verspürt oder es sich einfach nur um Langeweile oder Durst handelt.

- Die Heißhungerattacken verschwinden: Durch die Fastenphase und das Bewusstmachen was unser Körper wirklich möchte, gehören Heißhungerattacken der Vergangenheit an, wenn man die Ernährungsumstellung konsequent durchzieht.

- Der Stoffwechsel wird angeregt: Wenn eine Fastenphase beginnt ist das Erste was passiert, dass der Magen-Darm-Trakt nahezu komplett entleert wird. Der Körper bekommt an dem Tag keine bis kaum Nahrung durch die Nahrungsaufnahme in Form von Essen. Dementsprechend muss sich der Körper in dieser Zeit umstellen auf das Essen von Innen, wodurch der Stoffwechsel angeregt wird.

- Fettzellen werden aktiv abgebaut: Unsere Nahrung besteht hauptsächlich aus Kohlenhydraten. Dementsprechend nutzt der Körper diese Kohlenhydrate auch zur Energiegewinnung und Leistungsfähigkeit. Wenn man sich nun in einer Fastenphase befindet ist der Körper darauf angewiesen seine Energie aus den eingelagerten Fettreserven zu nutzen und muss sich dementsprechend darauf umstellen. So werden aktiv Fettdepots genutzt und abgebaut.

- Der Blutdruck und der Insulinspiegel sinken: Durch die permanente Verfügbarkeit von Essen ist der Insulinspiegel eines jeden Menschen nahezu konstant hoch. Wenn man nun eine Fastenphase einbaut schafft man es so nachhaltig den Insulin- und den Blutzuckerspiegel zu senken. Vor allem diese beiden Faktoren spielen für viele Menschen, die damit zu kämpfen haben eine große Rolle.

Nachteile

- Umsetzung teils schwer: Einige Formen des intermittierenden Fastens sind eher schwierig in den Alltag zu integrieren. Beispielsweise die 20:4 Methode ist nicht optimal, um sich ausgewogen zu ernähren. Unterm Strich sollte es dennoch mit den verschiedenen Methoden jedem möglich sein eine Fastenmethode für sich zu entdecken und diese optimal in den Alltag zu integrieren.

- Gesundheit zu Anfang beeinträchtigt: Da es unser Körper nicht mehr gewöhnt ist längere Fastenphasen im Alltag zu haben, kann die Gewöhnung an diese zunächst dazu führen, dass man öfter mal Kopfschmerzen, eine Übelkeitsgefühl bekommt oder sich permanent schlapp fühlt . Nachdem sich der Körper jedoch an diese Ernährungsumstellung gewöhnt hat, werden diese Phänomene jedoch recht schnell verfliegen und der Körper wird sich besser als zuvor fühlen.

- Hunger zügeln: Zu Anfang wird man nach der Fastenphase ein starkes Bedürfnis verspüren alles zu essen worauf man richtig Lust hat und das sind oftmals vor allem fett- und zuckerhaltige Lebensmittel. Wenn man nun aber die Essphasen nur mit ungesundem Essen verbringt wird man nur bedingt gesünder leben. Letztendlich geht es bei allen Ernährungsformen immer darum, dass man am Ende des Tages ein Kaloriendefizit hat. Gerade bei diese Methode ist es doch das Schöne, dass es sich eben nicht um eine Diät handelt und man somit immer zeitnah die Möglichkeit hat das zu essen worauf man richtig Lust hat. So muss man nicht den Drang haben in der Essphase alles in sich hinein zu stopfen, sondern kann auch da auf eine ausgewogene Ernährung achten.

Man sieht also, dass es sowohl Vor- als auch Nachteile gibt. Die Nachteile sind dabei vor allem am Anfang in der Gewöhnungsphase ein relevanter Bestandteil. Mit der Zeit sollten diese sich jedoch in Luft auflösen. Die Vorteile bringen vor allem mehr Gesundheit und ein besseres Wohlbefinden mit sich. Dementsprechend lohnt es sich auch nicht bei dem ersten Wiederstand aufzugeben, sondern durchzuhalten und die ausgewählte Methode konsequent durchzuziehen und diese Ernährungsumstellung fest in seinen Alltag zu integrieren. So wird man sich endlich wieder bewusst, wann man tatsächlich Hunger verspürt und etwas essen sollte. Darüber hinaus lernt man so sich bewusster zu ernähren.

Motivation und Durchhalten

Das Problem bei Veränderungen aller Art ist schlicht und einfach: Das Durchhalten. Man bekommt einen neune Anstoß und Lust darauf etwas Neues auszuprobieren. Man startet auch, aber schon nach kurzer Zeit wird man nachlässig und am Ende hört man wieder auf und führt sein Leben wie bisher, schließlich hat es bis dahin auch so gut funktioniert. Das Bekannte ist einem ohnehin deutlich vertrauter und angenehmer. Auch wenn es sich wie bereits erwähnt bei der 5:2 Methode gar nicht um eine radikale, drastische Umstellung der Essgewohnheiten handelt, sondern nur um eine Veränderung und man sich prinzipiell weiter ernähren kann wie bisher, wird auch diese kleine Veränderung vielen

Menschen schwer fallen. Deswegen im Folgenden einige Tipps wie es leichter fällt am Ball zu bleiben und die Motivation zu behalten.

- Bevor du mit etwas Neuem startest, mache dir stets bewusst, ob die neue Methode für dich geeignet ist und dementsprechend umsetzbar. Wenn du etwas verändern möchtest und dir dafür eine Methode aussuchst, die sich für dich persönlich absolut nicht eignet wirst du sehr schnell die Lust daran verlieren und damit aufhören, da es so absolut nicht zielführend ist.

- Nachdem du die Entscheidung des Geeigneten für dich getroffen hast, musst du dich umfangreich damit auseinandersetzen und am wichtigsten dir bewusst machen warum genau du diese Veränderung in der Form in deinem Leben vornehmen möchtest. Denn erst wenn du es verinnerlichst hast warum du etwas tust wirst du es auch schaffen langfristig am Ball zu bleiben.

- Setze dir ein SMARTes Ziel. Du darfst bei keiner Methode, wenn es um die Ernährung geht erwarten, dass du über Nacht zum perfekten Supermodel wirst. Jede Methode braucht seine Zeit bis sie wirksam wird und sich Erfolge bemerkbar machen. Dafür kann es sehr ratsam sein sich ein SMARTes Ziel zu setzen. SMART steht hierbei für **S**pezifisch, **M**essbar, **A**mbitioniert, **R**ealistisch und **T**erminiert. Das bedeutet eben nicht zu sagen in einem Monat verliere ich 10kg. Das wäre entweder unrealistisch oder ungesund. Ein SMART-es Ziel wäre zum Beispiel: Ich habe bis zum 22.05.2018 5kg mithilfe der 5:2 Ernährungsumstellung verloren. Dieses Ziel ist absolut realisierbar und dennoch ambitioniert. Eine Umstellung bis zum Ende durchzuziehen verlangt einem immer viel Disziplin ab, wenn man sich nun also in einem genau festgelegten Zeitraum diese Ziel setzt, in Kombination mit einer Veränderung, ist es immer ambitioniert. Es entspricht also allen Kriterien des SMART Prinzips.

- Mache dir dieses Ziel jeden Tag bewusst und auch wofür du das Ganze machst. Du machst es für DICH, für DEINE Gesundheit, damit DU dich besser fühlst. Behalte das stets in deinem Hinterkopf. Schließlich sollte am Ende der Tage der wichtigste Mensch für dich DU selbst sein. Wenn du dich selbst vergisst, kannst du auch niemand anderen wirklich glücklich machen. Wenn du dich nicht wohlfühlst, dann strahlst du das auch aus und andere Menschen merken es. Wenn du an dir etwas ändern möchtest, dann tu es einfach und bleibe immer am Ball bis es geschafft ist! Schreibe dir dein Ziel jeden Tag auf und gebe dir jeden Tag einen Grund durchzuhalten und diese Umstellung durchzuziehen.

- Damit deine Ziele nicht nur Fantasie bleiben ist es sinnvoll sich diese Ziele jeden Tag aufs Neue zu visualisieren. Du nimmst dir also die Zeit dir dein Ziel vorzustellen. Dabei denkst du aber nicht nur an dein Ziel selbst, sondern auch an alles was damit verbunden ist und denkst an alle positiven Nebeneffekte, die damit einher gehen können. Auch hier machst du dir wieder bewusst wofür sich das Durchhalten und die Veränderung am Ende des Tages lohnen werden. Dabei kannst du dir auch vorstellen wie dein Umfeld auf dich reagieren wird. Mache dir bewusst wie du dich dadurch verändern wirst. Dafür kann es auch sinnvoll sein es nicht nur allein bei der Vorstellung zu belassen, sondern deine Ziel mithilfe eines Visionboards stets präsent zu behalten. Du nimmst Bilder zur Hand, die dein Ziel abbilden oder Dinge, die dich dahingehend inspirieren und hängst sie in Kombination mit einem motivierenden Spruch an einen Ort, der sich häufig in deinem Sichtfeld befindet und schon wirst du jeden Tag zusätzlich verbildlicht daran erinnert wofür sich die Veränderung und das Durchhalten lohnen.

- Beim intermittierenden Fasten ist es vor allem am wichtigsten, dass man verinnerlicht, dass man grundsätzlich auf gar nichts verzichten muss. Man darf alles essen. Hat man an einem Fastentag Lust auf etwas Zuckerhaltiges muss man an diesem Tag darauf verzichten, aber schon am nächsten Tag kann man auch diese Mahlzeit zu sich nehmen, ohne eine schlechtes Gewissen haben zu müssen. Selbst wenn man eine Gelegenheit bekommt der man umgehend nachgeben „muss", kann man dies machen. Am Ende muss man den Fastentag dann nur auf den nächsten Tag verlegen. Allein das sollte das Durchhalten und die Motivation beim Etablieren dieser Methode enorm erleichtern.

Hinweise zu den Rezepten

Bevor es mit den 111 5:2 Rezepten weitergeht, noch einige Hinweise.

Keine Fotos zu den Rezepten?

Bevor es Kritik hagelt, weil es keine Bilder zu den einzelnen Rezepten gibt, eine kurze Erklärung weshalb dies so ist. Kochbücher kennt man eigentlich nur mit schönen Bildern und Fotos. Diese kosten Geld, verbrauchen viel Platz und treiben somit die Druckkosten in die Höhe – und damit auch den Preis. Viele Kochbücher kosten aufgrund der vielen Bilder 20€ und mehr und sind meistens zu schön und zu schade, um sie in der dreckigen Küche zu verwenden. Sie sind oft dick, unhandlich und schwer.

Die fertigen Gerichte sehen nur selten wie auf den Bildern aus und bieten unserer Meinung nach nur selten einen Mehrwert beim Kochen. Die Bilder helfen beim Kochen wenig bis gar nicht – da kann man sie sich auch gleich sparen. Dieses Kochbuch kommt ohne Bilder aus, dies ermöglicht einen Preis von unter 10€ und ein handliches Taschenbuchformat. Dementsprechend ist es auch nicht schade, wenn es dreckig wird oder Fett- und Wasserspritzer den Weg auf das Buch finden.

Jedes Rezept ist detailliert beschrieben und das Nachkochen ist sehr einfach. Die Rezepte sind klar und deutlich strukturiert und befinden sich immer auf jeweils einer Seite, sodass ein unnötiges hin und her blättern überflüssig wird.

Nährwertangaben können variieren

Die Nährwertangaben der einzelnen Rezepte können variieren, da verschiedene Produkte von verschiedenen Herstellern unterschiedliche Nährwertangaben aufweisen. Deshalb dienen die Nährwertangaben als grober Richtwert. In diesem Diät Kochbuch sind die Rezepte in ihrer jeweiligen Kategorie nach kcal Werten sortiert. Dabei steht die angegebene Kalorienanzahl für 1 Portion und nicht für die komplette Zutatenliste. Bei jeglichen Produkten, von denen auch die Schale verwendet werden soll, wie beispielsweise die Schale einer Limette oder Zitrone, sollte auf Bioprodukte zurückgegriffen werden.

Rezepte

Frühstück

Grießbrei

KH 19g | EW 5g | F 3g | kcal 124

Zubereitungszeit: *20 min*
Portionen: *4*
Schwierigkeit: *leicht*

Zutaten

- 600ml fettarme Milch
- 400ml Wasser
- 60g Grieß
- 1 Päckchen Vanillezucker
- 1 EL Zucker
- 1 Zitrone
- etwas Zimt

Zubereitung

1.) Die Milch in einen größeren Topf geben und gemeinsam mit dem Wasser aufkochen lassen. Sobald die Flüssigkeiten kochen den Grieß hinein rühren. Gründlich miteinander vermengen und für 7 Minuten köcheln lassen.

2.) Anschließend den Vanillezucker und Zucker einrühren. Die Zitrone heiß abwaschen, halbieren und dann nach Belieben mit dem Saft abschmecken. Wer es zitroniger mag kann auch etwas Schale hinein reiben.

3.) Kann warm oder kalt genossen und nach Belieben ergänzt werden.

Putencurry auf Vollkornbrot

KH 30g | EW 10g | F 3g | kcal 185

Zubereitungszeit:	*15 min*
Portionen:	*2*
Schwierigkeit:	*leicht*

Zutaten

- 1 Scheibe Ananas
- 2 Scheiben magere Putenbrust
- 1 Tomate
- 6 EL Frischkäse
- 4 Scheiben Vollkornbrot
- etwas Currypulver

Zubereitung

1.) Die Tomate heiß abwaschen, den Strunk entfernen und dann in kleine Würfel schneiden. Die Putenbrust in schmale Würfel schneiden und dann die Tomate hinzugeben. Mit dem Frischkäse ergänzen und zu einer Creme vermischen.

2.) Die Ananasscheibe abtropfen lassen und dann ebenfalls würfeln. Zu der Creme geben und mit Currypulver abschmecken. Alles gründlich miteinander vermischen. Die Vollkornbrotscheiben nach Belieben toasten und dann mit dem Putencurry bestreichen.

Himbeerreis

KH 27g | EW 8g | F 3g | kcal 190

Zubereitungszeit:	*70 min*
Portionen:	*4*
Schwierigkeit:	*leicht*

Zutaten

- 500ml Milch (1,5% Fett)
- 280g Milchreis
- 100g Himbeeren
- 50g Zucker
- 4 Früchteteebeutel
- etwas Salz

Zubereitung

1.) Die Teebeutel in etwa 350ml kochendes Wasser geben und nach Anleitung ziehen lassen. Die Beutel entfernen, die Milch und den Zucker hinzufügen. Alles gründlich miteinander vermengen.

2.) Den Milchreis mit unterrühren und den Reis die Flüssigkeit aufsaugen lassen. Salz hinzugeben und für 50 Minuten zugedeckt quellen lassen.

3.) Die Himbeeren in ein Sieb geben und lauwarm abwaschen. Dann mit einer Gabel oder einem Pürierstab fein pürieren. Nun in den Milchreis mit einrühren. Nach Belieben mit weiteren Zutaten nach Belieben garnieren.

Knäckebrot

KH 35g | EW 6g | F 4g | kcal 199

Zubereitungszeit: *60 min*
Portionen: *20*
Schwierigkeit: *leicht*

Zutaten

- 500g Weizenvollkornmehl
- 500ml Milch
- 250g Roggenmehl
- 250g Haferflocken (grob)
- 50g Butter
- etwas Salz

Zubereitung

1.) Die Milch erwärmen. Die Mehlsorten in eine Schüssel geben und miteinander vermengen. Die Haferflocken und die Butter ergänzen. Mit der lauwarmen Milch und dem Salz abrunden und alles zu einem einheitlichen Teig verkneten.

2.) Nachdem alle Zutaten gründlich miteinander vermengt sind 3 Rollen formen und zunächst kalt stellen. Nach 30 Minuten etwa 3cm dick ausrollen und dann Rechtecke schneiden.

3.) Diese mit der Gabel einstechen und dann auf ein mit Backpapier vorbereitetes Backblech geben. Für 17 Minuten bei 180°C Umluft backen lassen.

Honigcreme mit Amarettini

KH 29g | EW 13g | F 4g | kcal 206

Zubereitungszeit: *30 min*
Portionen: *4*
Schwierigkeit: *leicht*

Zutaten

- 500g Quark-Creme (0,2% Fett)
- 175g Himbeeren
- 50g Knuspermüsli
- 50g Amarettini
- 2 EL Honig
- 2 EL Orangensaft
- etwas Mineralwasser

Zubereitung

1.) Die Quark-Creme in eine Schüssel geben. Mit Honig und dem Orangensaft abschmecken und alles gründlich miteinander vermengen. Etwas Sprudelwasser unterrühren, damit die Creme etwas lockerer wird.

2.) Nun auf 4 Gläser aufteilen. Zunächst etwas Müsli hineingeben, darauf die Amarettini verteilen, diese gegebenenfalls zerkleinern. Die Quark-Creme darauf geben und das Ganze einmal wiederholen.

3.) Die Himbeeren warm abwaschen. Mit den Himbeeren und etwas Honig garnieren. In den Kühlschrank für etwa 15 Minuten geben und alles durchziehen lassen.

Couscous-Joghurt

KH 29g | EW 13g | F 5g | kcal 213

Zubereitungszeit:	*20 min*
Portionen:	*1*
Schwierigkeit:	*leicht*

Zutaten

- 150g fettarmer Joghurt
- 110ml Milch
- 50g Couscous
- 1 TL Leinsamen
- 1 TL Chia Samen
- 20g Ananas
- etwas Zimt

Zubereitung

1.) Die Milch in einen Topf geben und darin erwärmen, aber nicht kochen lassen. Den Couscous in eine Schüssel geben und dann mit der warmen Milch übergießen. Zudecken und für 10 Minuten ziehen lassen. Nach der Hälfte der Zeit einmal durchmischen.

2.) Den Joghurt in eine zweite Schüssel geben. Mit den Leinsamen und den Chia Samen ergänzen und gut durchmischen. Einige Minuten so stehen lassen.

3.) Die Mango abwaschen, die Schale entfernen, halbieren und dann ebenfalls den Kern entfernen. Das Fruchtfleisch in schmale Streifen oder Würfel schneiden.

4.) Sobald alle Komponenten fertig sind in eine Schüssel den Couscous geben. Den Joghurt darauf verteilen und das Ganze mit den Mangostücken abrunden.

Toast mit cremigem Fruchttopping

KH 19g | EW 9g | F 12g | kcal 217

Zubereitungszeit:	*15 min*
Portionen:	*1*
Schwierigkeit:	*leicht*

Zutaten

- 1 Scheibe Toastbrot
- ¼ Apfel
- 30g Blauschimmelkäse
- 2 Blätter Radicchio
- etwas Butter
- etwas Salz/ Zimt

Zubereitung

1.) Den Backofen auf 180°C Umluft vorheizen. Ein Backblech mit Backpapier auslegen. Eine Scheibe Toast toasten. Anschließend dünn mit Butter bestreichen.

2.) Einen Apfel heiß abwaschen, vierteln und das Kerngehäuse entfernen. ¼ in dünne Scheiben schneiden und auf der Butter verteilen. Nun den Blauschimmelkäse oder eine vergleichbare Sorte über die Apfelspalten streuen. Das belegte Toast nun auf das Backpapier legen und für etwa 4 Minuten backen lassen, bis der Käse etwas geschmolzen ist.

3.) 2 Blätter vom Radicchio trennen und diese abwaschen, gegebenenfalls zerkleinern und dann nach dem Backen auf das Toast geben. Mit etwas Salz oder Zimt abschmecken.

Avocadosuppe

KH 20g | EW 12g | F 12g | kcal 225

Zubereitungszeit: *25 min*
Portionen: *2*
Schwierigkeit: *leicht*

Zutaten

- 300g Joghurt
- 200ml Milch
- 1 Gurke
- 1 Avocado
- 1 Limette
- 2 EL Kürbiskerne
- etwas Leinsamenöl
- Salz und Pfeffer

Zubereitung

1.) Eine Pfanne erhitzen und dann Öl hineingeben. Die Kürbiskerne darin für einige Minuten anrösten. Danach entnehmen.

2.) In einer Schüssel die Milch und den Joghurt mischen. Die Avocado halbieren, den Kern entfernen, das Fruchtfleisch aus der Schale löschen und in Würfel schneiden. Die Gurke waschen, die Schale und Enden entfernen und ebenfalls in Würfel schneiden. Beides mit zu der Joghurt Mischung geben.

3.) Die Limette mit heißem Wasser abwaschen und etwas Schale zu der Joghurt Mischung reiben. Danach mit dem Saft der Limette nach Belieben abschmecken und mit Salz und Pfeffer würzen. Nun mithilfe eines Pürierstabes alles zu einer geschmeidigen Suppe pürieren. Kalt servieren, gegebenenfalls erneut abschmecken und mit den gerösteten Kürbiskernen garnieren.

Zuckerschoten-Omelett

KH 14g | EW 15g | F 12g | kcal 239

Zubereitungszeit: *35 min*
Portionen: *4*
Schwierigkeit: *leicht*

Zutaten

- 300g Karotten
- 250g Zuckerschoten
- 500ml Milch
- 4 Eier
- 2 EL Mehl
- etwas Butter
- Salz und Pfeffer

Zubereitung

1.) In einem Topf etwas gesalzenes Wasser zum Kochen bringen. Die Karotten waschen, schälen und dann in dünne Scheiben schneiden oder mithilfe eines Schälers in schmale Streifen schneiden. In das kochende Wasser geben und garen lassen.

2.) Die Zuckerschoten ebenfalls gründlich waschen und in kleine Stücke schneiden. Nach etwa 5 Minuten die Karotten entfernen und abtrocknen. Nun die Zuckerschoten in dem kochenden Wasser erneut für 5 Minuten garen lassen und ebenfalls mithilfe eines Küchentuches abtrocknen.

3.) Butter in einem Topf zerlassen und dann das Mehl darin anschwitzen, 250ml Milch portionsweise mit einem Schneebesen unterrühren. Abschmecken und dann für 7 Minuten köcheln lassen. Aus den Eiern, etwas Mehl und der restlichen Milch einen Teig mischen. Mit Salz und Pfeffer würzen. Eine Pfanne erhitzen und etwas Öl hineingeben. Den Teig hineingeben und Omeletts ausbacken. Anschließend mit dem Gemüse füllen und mit der Soße garnieren.

Obstsalat mit Couscous

KH 57g | EW 6g | F 1g | kcal 246

Zubereitungszeit: *20 min*
Portionen: *2*
Schwierigkeit: *leicht*

Zutaten

- 150g Couscous
- 150ml Wasser
- 60g Himbeeren
- 4 Aprikosen
- 1 Zitrone
- 1 Mandarine
- 1 Kiwi
- 1 Nektarine
- 2 EL Honig
- etwas Zimt

Zubereitung

1.) Leicht gesalzenes Wasser in einem Topf zum Kochen bringen und bei mittlerer Temperatur den Couscous unterrühren, für 7 Minuten köcheln lassen.

2.) Die Kiwi schälen und klein würfeln, die Himbeeren mit lauwarmen Wasser waschen, die Mandarine und die Nektarine schälen und klein würfeln. Die Zwiebel mit heißem Wasser abwaschen und die Schale der Zitrone etwas abreiben.

3.) Den fertigen Couscous mit dem Zimt vermischen und den Saft der Zitrone mit hinein träufeln. Gründlich miteinander vermischen. Das geschnittene Obst hinzugeben und alles miteinander vermengen. Mit Zimt und etwas Zitronensaft garnieren.

Belgische Waffeln

KH 41g | EW 12g | F 10g | kcal 298

Zubereitungszeit: *30 min*
Portionen: *4*
Schwierigkeit: *leicht*

Zutaten

- 100g Haferflocken
- 100ml Milch
- 100g Frischkäse
- 40g getrocknete Datteln
- 20g Vanillezucker
- 20g Honig
- 2 Eier
- 1 Banane
- etwas Zimt

Zubereitung

1.) Die Schale von der Banane entfernen und dann schräg in Scheiben schneiden. Die Haferflocken mit der Milch und den Datteln fein mahlen und gründlich vermischen mithilfe eines Mixers.

2.) Den Vanillezucker, die Eier und die Bananenstücke mit einrühren. Mit dem Zimt abschmecken und so lange durchmixen bis ein glatter Teig entsteht.

3.) Das Waffeleisen erhitzen und dann den Teig Portionsweise hineingegeben und jede Waffel backen bis diese goldbraun sind. Dann mit dem Honig servieren. Wer es mag, kann auch noch Beeren dazu servieren.

Quarktaschen

KH 28g | EW 6g | F 20g | kcal 315

Zubereitungszeit:	*40 min*
Portionen:	*12*
Schwierigkeit:	*leicht*

Zutaten

- 600g Blätterteig
- 280g Quark
- 70g Zucker
- 60g Margarine
- 1 Ei
- 1 Päckchen Vanillepuddingpulver
- 1 Päckchen Vanillezucker

Zubereitung

1.) Zunächst 2 Backbleche mit Backpapier auslegen und den Backofen auf 180°C Umluft vorheizen. Den Blätterteig auftauen lassen und dann ausrollen. Aus dem Teig jeweils 6 gleichmäßige Quadrate schneiden. Diese auf den Blechen verteilen.

2.) Die Margarine entweder im Vorfeld zerlassen oder aber in der Schüssel weich rühren. Den Quark hinzufügen. Mit dem Ei, dem Zucker , dem Vanillezucker und dem Puddingpulver abrunden und alles gründlich miteinander vermischen.

3.) Die fertige Masse in die Mitte der Quadrate geben, die Ecken einschlagen und fest drücken. Dann in den Ofen geben und für 22 Minuten backen lassen. Anschließend nach Belieben noch mit etwas Puderzucker bestreuen.

Spinatbowl

KH 68g | EW 7g | F 4g | kcal 323

Zubereitungszeit: *30 min*
Portionen: *2*
Schwierigkeit: *leicht*

Zutaten

- 200ml Hafermilch
- 160g Blattspinat
- 6 EL Haferflocken
- 2 Bananen
- 2 Kiwis
- 2 EL Ahornsirup
- 2 TL Kokosraspeln
- 2 EL Chia Samen

Zubereitung

1.) Die Schale von den Bananen und den Kiwis entfernen. Von den Bananen 1 ½ längs halbieren. Die andere Hälfte schräg in Scheiben schneiden. Die Kiwis würfeln. Den Spinat gründlich unter heißem Wasser abwaschen.

2.) Den Spinat in einen Mixer geben. Die Banane hinzufügen und beides klein mixen. Die Würfel von 1 ½ Kiwis ebenfalls hinzugeben. Zu guter Letzt die Haferflocken hineingeben und mit der Hafermilch aufgießen. Sobald alle Zutaten zerkleinert sind für 10 Minuten ziehen lassen.

3.) Servieren und die Bananen- und Kiwistücke als Topping nutzen. Mit den Chia Samen und dem Ahornsirup garnieren.

Chia-Himbeer-Bowl

KH 83g | EW 7g | F 6g | kcal 374

Zubereitungszeit: *30 min*
Portionen: *2*
Schwierigkeit: *leicht*

Zutaten

- 2 Bananen
- 250g Himbeeren
- 100ml Hafermilch
- 4 EL Magerquark
- 4 EL Haferflocken
- 2 TL Kokosflocken
- 2 TL Chia Samen
- 1 Granatapfel
- etwas Zimt

Zubereitung

1.) Zunächst den Granatapfel waschen, halbieren und entkernen. 1 TL der Kerne beiseite legen. Die Himbeeren mit lauwarmen Wasser waschen und die Hälfte ebenfalls beiseite legen. Die Bananen in einem Mixer zu einem Püree verarbeiten

2.) Aus den restlichen Himbeeren und Granatapfelkernen gemeinsam mit den Haferflocken, der Hafermilch, den Bananen und dem Sojaquark eine Mischung herstellen und dann mithilfe eines Pürierstabes klein pürieren.

3.) Auf 2 Schüsseln verteilen. Mit den Granatapfelkernen und den Himbeeren toppen. Die Chia Samen und die Kokosflocken zum Garnieren nutzen. Mit Zimt alles abschmecken.

Hirsebrei mit Aprikose

KH 76g | EW 13g | F 4g | kcal 381

Zubereitungszeit: *45 min*
Portionen: *3*
Schwierigkeit: *leicht*

Zutaten

- 750ml Gemüsebrühe
- 200g Naturjoghurt
- 150g Lauchzwiebel
- 150g Hirse
- 100g Aprikosen (getrocknet)
- 2 Knoblauchzehen
- 2 Karotten
- 1 Zwiebel
- 1 Chili
- 1 Zitrone
- etwas Öl

Zubereitung

1.) Die Zwiebel und den Knoblauch schälen und klein hacken. Die Chili waschen und fein würfeln. Die Karotten schälen, den Lauch waschen und beides in dünne Scheiben schneiden. Eine tiefe Pfanne erhitzen und Öl hineingeben. Alle Zutaten in das Öl geben und darin andünsten.

2.) Die Aprikosen hacken und mit in die Pfanne geben. Die Hirse in ein Sieb geben und gründlich auswaschen. Nun die Hirse mit der Gemüsebrühe in die Pfanne geben und alles gemeinsam aufkochen lassen. Die Hitze reduzieren und für 30 Minuten köcheln lassen.

3.) Die Zitrone heiß abwaschen und halbieren. Die Schale ein wenig abreiben und den Saft der Zitrone zum Abschmecken nutzen. Salz und Pfeffer hinzugeben und dann mit etwas Joghurt und den Zitronenzesten garnieren.

Pilzomelett

KH 14g | EW 33g | F 24g | kcal 404

Zubereitungszeit: *30 min*
Portionen: *2*
Schwierigkeit: *leicht*

Zutaten

- 200g Champignons
- 6 Eier
- 2 Schalotten
- 2 EL Selters
- 2 EL Erdnussöl
- ½ Paprika (rot)
- Salz und Pfeffer

Zubereitung

1.) Die Eier in einer Schüssel mit der Selters vermengen. Abschmecken. Die Schalotten waschen und in Würfel schneiden. Die Champignons ebenfalls gründlich waschen und dann in Scheiben schneiden oder auch würfeln. Die Paprika waschen, die Kerne und den Strunk entfernen und in dünne Scheiben schneiden. Diese erneut halbieren.

2.) Eine Pfanne erhitzen und dann das Erdnussöl hineingeben. Darin die Schalotten zunächst andünsten. Bei geminderter Hitze die Pilze und die Paprika für 5 Minuten mit anbraten.

3.) Sobald das Gemüse fertig ist die Eiermasse darüber gießen und abgedeckt für 10 Minuten stocken lassen. Gegebenenfalls noch einmal würzen.

Chia-Kürbis-Bowl

KH 67g | EW 7g | F 12g | kcal 405

Zubereitungszeit: *30 min*
Portionen: *1*
Schwierigkeit: *leicht*

Zutaten

- 200g Hokkaidokürbis
- 50ml Hafermilch
- 4 Pekannüsse
- 2 TL Kürbiskerne
- 1 Banane
- 1 TL Chia Samen
- 1 TL Kokosflocken
- 1 TL Ahornsirup
- etwas Zimt

Zubereitung

1.) Einen Topf mit Wasser zum Kochen bringen. Den Kürbis halbieren und die Kerne entfernen. Anschließend in Würfel schneiden und in das kochende Waser geben. Für etwa 12 Minuten garen lassen, dann abgießen und abkühlen lassen.

2.) Die Schale der Banane entfernen und in grobe Stücke schneiden. Gemeinsam mit dem Kürbisfleisch in einen Mixer geben. Mit Hafermilch auffüllen und alles gründlich pürieren.

3.) Mit dem Ahornsirup und dem Zimt abschmecken. Sobald alles gründlich miteinander vermengt ist servieren. Mit den Chia Samen und den Kokosflocken garnieren. Die Nüsse entweder in einer Pfanne leicht anrösten oder so mit in die Bowl geben.

Schokoladenporridge

KH 55g | EW 15g | F 15g | kcal 407

Zubereitungszeit: *20 min*
Portionen: *1*
Schwierigkeit: *leicht*

Zutaten

- 200ml fettarme Milch
- 100ml Wasser
- 30g Haferflocken
- 10g Kokosraspeln
- 1 TL Backkakao
- ½ Banane

Zubereitung

1.) In einem Topf die Milch mit dem Wasser zum Kochen bringen. Die Haferflocken unterrühren und aufkochen lassen. Den Backkakao hinzufügen. Alles gründlich miteinander vermengen. Für 5 Minuten, während ständigen Rührens köcheln lassen, bis der Porridge eingedickt ist.

2.) Die Schale der Banane entfernen und dann schräg in Scheiben schneiden. Über dem Porridge verteilen und mit den Kokosraspeln garnieren.

Bananenpfannkuchen

KH 65g | EW 21g | F 10g | kcal 428

Zubereitungszeit: *25 min*
Portionen: *2*
Schwierigkeit: *leicht*

Zutaten

- 50g Mehl (Typ 630)
- 50g Joghurt
- 50g Magerquark
- 50g körnigen Frischkäse
- 6 EL Haferflocken
- 4 TL Honig
- 2 TL Kakaopulver
- 2 Eier
- 2 Bananen

Zubereitung

1.) Den Joghurt in eine Schüssel geben. Dann mit dem Magerquark und dem Frischkäse vermischen. Etwas Honig beimischen und alles zu einer Creme verrühren.

2.) Das Mehl, die Eier und die Hafermilch vermischen. Den restlichen Honig mit zugeben und zu guter Letzt das Kakaopulver mit einrühren. Mit einem Mixer gut durchmischen bis ein glatter Teig entsteht.

3.) Eine Pfanne erhitzen, Öl hineingeben und darin gleichmäßig verteilen. Portionsweise den Teig hineingeben und von beiden Seiten anbraten bis beide Seiten leicht braun gefärbt sind.

4.) Die Schale der Bananen entfernen und dann schräg in Scheiben schneiden. Die fertigen Pfannkuchen mit der Creme bestreichen und dann die Bananenscheiben darauf geben. Einrollen und genießen. Nach Belieben noch mit etwas Zimt bestreuen.

Dreiecke aus Blätterteig

KH 47g | EW 9g | F 28g | kcal 476

Zubereitungszeit:	*45 min*
Portionen:	*8*
Schwierigkeit:	*leicht*

Zutaten

- 500g Weizenmehl
- 250g Butter
- 250ml Milch (1,5% Fett)
- 1 Ei
- 1 Hefewürfel
- 1 EL Zucker
- etwas Salz

Zubereitung

1.) Das Mehl in eine Schüssel geben. 125g Butter in das Mehl bröseln. Beides mit Salz ergänzen. Die Milch erwärmen, Zucker hinzufügen und darin die Hefe auflösen. Dann mit zu dem Mehl geben. Nun gründlich durchkneten und für 20 Minuten ruhen lassen.

2.) Den Teig ausrollen, sodass ein Rechteck entsteht. Die restliche Butter schmelzen lassen und dann die eine Hälfte des Teiges damit bestreichen. Die Ecken aufeinander klappen, sodass erneut ein Rechteck entsteht.

3.) Das Ei trennen und dann den Teig mit dem Eigelb einstreichen. Kleine Dreiecke zurecht schneiden und dann auf einem mit Backpapier ausgelegten Backblech bei 180°C Umluft für etwa 15 Minuten backen lassen.

Hauptgerichte unter 300kcal

Asiatische Suppe

KH 6g | EW 16g | F 1g | kcal 98

Zubereitungszeit:	*35 min*
Portionen:	*4*
Schwierigkeit:	*leicht*

Zutaten

- 800ml Gemüsebrühe
- 250g Garnelen (essfertig)
- 200g Champignons
- 200ml Kokosmilch
- 5g Ingwer
- 2 EL Fischsoße
- 1 Frühlingszwiebel
- 1 Stange Zitronengras
- 1 Limette
- etwas Chili-Paste
- Salz und Pfeffer

Zubereitung

1.) Eine tiefe Pfanne erhitzen und dann Öl hineingeben. Den Ingwer schälen, klein hacken und in dem Öl anbraten. Die Champignons putzen und dann in Scheiben schneiden. Ebenfalls mit in der Pfanne anbraten. Die Frühlingszwiebel waschen, in Ringe schneiden und zu dem Ingwer geben.

2.) Alles mit dem Gemüsefond ablöschen und für 7 Minuten köcheln lassen. Das Zitronengras abwaschen, klein schneiden und damit die Suppe abschmecken. Für weitere 5 Minuten köcheln lassen. Die Garnelen abwaschen und damit die Suppe ergänzen. Mit der Chilipaste alles abschmecken. Das Ganze mit der Kokosmilch auffüllen und gut durchmischen. Zu guter Letzt die Limette mit heißem Wasser abwaschen, halbieren und den Saft in die Suppe geben. Mit Salz und Pfeffer abschmecken und für weitere 7 Minuten ziehen lassen.

Suppe Miso

KH 14g | EW 11g | F 4g | kcal 127

Zubereitungszeit: *30 min*
Portionen: *2*
Schwierigkeit: *leicht*

Zutaten

- 600ml Gemüsebrühe
- 150g Champignons
- 150g Tofu
- 2 Frühlingszwiebeln
- 10g Getrocknete Alge (Wakame)
- 2 EL Sojasoße
- 2 EL Miso (weiß)
- 1 Limette

Zubereitung

1.) In eine Schüssel warmes Wasser geben und darin die Algen für etwa 10 Minuten einweichen lassen. Die Champignons gründlich abwaschen und dann klein würfeln. Die Frühlingszwiebeln ebenfalls abwaschen und in Ringe schneiden.

2.) In einem Topf etwas Öl erhitzen und darin die Champignons mit den Lauchzwiebeln andünsten. Mit der Gemüsebrühe ablöschen. 100ml Brühe mit dem Miso verrühren und dann zu der restlichen Brühe geben, allerdings sollte diese nicht mehr kochen. Die Limette heiß abwaschen und den Saft und etwas Abrieb der Schale mit in die Suppe geben. Mit Sojasoße abschmecken.

3.) Den Tofu in mundgerechte Würfel schneiden. Die Algen abgießen und klein schneiden. Gemeinsam mit in die Suppe geben und servieren.

Scholle auf Zucchini

KH 13g | EW 22g | F 3g | kcal 152

Zubereitungszeit:	*30 min*
Portionen:	*2*
Schwierigkeit:	*leicht*

Zutaten

- 280g Schollenfilet
- 100ml Gemüsebrühe
- 300g Zucchini
- 1 Gemüsezwiebel
- 1 Zitrone
- 1 EL Tomatenmark
- etwas Öl
- Salz und Pfeffer

Zubereitung

1.) Die Zitrone heiß abwaschen, halbieren und mit dem Zitronensaft nach Belieben die Schollenfilets beträufeln. Dann abschmecken und mit einer dünnen Schicht Tomatenmark überziehen.

2.) Die Zwiebel schälen und würfeln. Einen Topf erwärmen und Öl hineingeben. Die Zwiebelwürfel hineingeben und darin anschwitzen. Die Zucchini ebenfalls waschen und dann mit einer Reibe oder einem Spiralschneider zerkleinern. Anschließend mit zu den Zwiebeln geben und andünsten. Mit Brühe ablöschen.

3.) Mit dem restlichen Zitronensaft, Salz und Pfeffer abschmecken, die Scholle hinzugeben und für 7 Minuten köcheln lassen.

Ananas-Reis-Curry

KH 26g | EW 13g | F 2g | kcal 163

Zubereitungszeit: *40 min*
Portionen: *4*
Schwierigkeit: *leicht*

Zutaten

- 375ml Wasser
- 225ml Rinderbrühe
- 250g Reis
- 250g Ananas
- 1 Zwiebel
- 1 TL Currypulver

Zubereitung

1.) Die Zwiebel schälen und klein hacken. Einen Topf erhitzen und etwas Öl hineingeben. Darin die Zwiebel glasig andünsten. Dann mit Wasser und Rinderbrühe ablöschen und für einige Minuten köcheln lassen.

2.) Den Reis und das Currypulver hinzufügen und zugedeckt für 25 Minuten köcheln lassen. Zwischendurch umrühren.

3.) Die Ananas in mundgerechte Stücke schneiden und dann nach den 25 Minuten mit in den Topf geben und für weitere 10 Minuten köcheln lassen bis keine Flüssigkeit mehr vorhanden ist.

Kokossuppe mit Mango

KH 24g | EW 5g | F 7g | kcal 171

Zubereitungszeit: *40 min*
Portionen: *4*
Schwierigkeit: *leicht*

Zutaten

- 400ml Kokosmilch
- 400ml Gemüsebrühe
- 4 Stangen Staudensellerie
- 2 Lauchzwiebeln
- 2 Paprikas (gelb)
- 2 Tomaten
- 1 Mango
- 1 Limette
- 2 EL Erdnüsse (geröstet und gehackt)
- Salz und Pfeffer

Zubereitung

1.) Einen Topf erwärmen und etwas Öl hineingeben. Die Lauchzwiebeln und den Sellerie heiß abwaschen, dann in Scheiben schneiden und andünsten. Die Paprika ebenfalls waschen, das Kerngehäuse entfernen und dann in Streifen schneiden. Mit den Zwiebeln im Topf andünsten.

2.) Mit der Brühe und der Kokosmilch ablöschen, erneut abschmecken, dann für 10 Minuten köcheln lassen. Die Tomaten waschen, den Strunk und die Kerne entfernen. und würfeln. Die Mango schälen, den Kern entfernen und das Fruchtfleisch würfeln. Beides mit in den Topf geben und für einige Minuten köcheln lassen. Dann pürieren.

3.) Die Limette heiß abwaschen und mit einer Reibe etwas Schale in die Suppe geben. Dann die Limette halbieren und gemeinsam mit Salz und Pfeffer die Suppe garnieren.

Linsenfladen

KH 18g | EW 10g | F 8g | kcal 173

Zubereitungszeit: *30 min*
Portionen: *2*
Schwierigkeit: *leicht*

Zutaten

- 125g rote Linsen
- 2 Knoblauchzehen
- 1 Zwiebel
- 1 Ei
- 1 EL Butter
- 1 Gemüsebrühwürfel
- ¼ Liter Wasser
- 2 EL Mehl

Zubereitung

1.) Einen Topf erwärmen und darin die Butter zerlassen. Die Linsen hineingeben und kurz anschwitzen, dann das Wasser hinzufügen. Gemeinsam für 20 Minuten bei mittlerer Temperatur zugedeckt kochen lassen.

2.) Den Knoblauch und die Zwiebel schälen und beides klein hacken. Nach der Kochzeit die Suppe mithilfe eines Pürierstabes pürieren und dann etwas abkühlen lassen. Dann die anderen Zutaten zu der Linsenmischung geben und alles gründlich verkneten. Aus der hergestellten Masse kleine Fladen formen. Eine Pfanne erwärmen und dann das favorisierte Öl hineingeben. Die Linsenfladen von jeder Seite 2 Minuten anbraten, bis eine braune Färbung zu sehen ist.

3.) Dazu nach Belieben aus Naturjoghurt, 1 Zitrone und etwas Minze einen leckeren Dip herstellen.

Rote-Bete-Suppe

KH 37g | EW 13g | F 2g | kcal 178

Zubereitungszeit:	*30 min*
Portionen:	*1*
Schwierigkeit:	*leicht*

Zutaten

- 350g Rote Bete
- 300ml Gemüsebrühe
- 1 Karotte
- 1 Zitrone
- ½ Zwiebel
- ½ Knoblauchzehe
- etwas Öl
- Salz und Pfeffer

Zubereitung

1.) Die Zwiebel und die Knoblauchzehe schälen und klein hacken. Einen Topf erhitzen, Öl hineingeben und die beiden Zutaten darin andünsten. Mit der Gemüsebrühe ablöschen.

2.) Die Karotte schälen und klein würfeln. Die Rote Bete schälen und in schmale Streifen schneiden oder mithilfe einer Reibe in Stücke teilen. Beides mit in die Brühe geben und für 15 Minuten köcheln lassen.

3.) Die Zitrone heiß abwaschen. Die Schale abreiben und gemeinsam mit dem Saft die Suppe abschmecken. Mit Salz und Pfeffer würzen, nach Belieben pürieren.

Belegter Saibling

KH 8g | EW 32g | F 5g | kcal 198

Zubereitungszeit: *30 min*
Portionen: *2*
Schwierigkeit: *leicht*

Zutaten

- 300g Saiblings Filet
- 150g Zucchini
- 4 Stängel Estragon
- 5 schwarze Oliven
- 5 grüne Oliven
- 1 Bio-Zitrone
- Salz und Pfeffer

Zubereitung

1.) Den Backofen auf 180°C vorheizen. Ein Backblech mit Backpapier auslegen. Die Fischfilets abwaschen, danach mit einem Küchentuch oder einem sauberen Geschirrhandtuch abtrocknen. Die Zitrone mit heißem Wasser abwaschen, halbieren. Eine Hälfte in Scheiben schneiden, die andere Hälfte auspressen und über die Filets geben.

2.) Die Zucchini waschen und in dünne Scheiben schneiden. Die Filets auf das Backpapier geben und salzen. Jeweils mit Zucchini- und Zitronenscheiben belegen. Den Estragon abzupfen, waschen und ebenfalls mit auf die Filets legen.

3.) Zu guter Letzt die Oliven abgießen, halbieren und ebenfalls auf die Filets geben. Das Backblech nun für 15 Minuten in den Ofen geben und anschließend mit den Zesten garnieren.

Kartoffel-Aprikosen-Suppe

KH 24g | EW 4g | F 11g | kcal 206

Zubereitungszeit: *50 min*
Portionen: *4*
Schwierigkeit: *leicht*

Zutaten

- 350g Kartoffeln
- 600ml Gemüsebrühe
- 100g Crème fraîche
- 20g Pinienkerne
- 3 Aprikosen
- 1 Lauchzwiebel
- etwas Öl
- Salz und Pfeffer

Zubereitung

1.) Die Lauchzwiebel heiß abwaschen und dann in Ringe schneiden. Die Kartoffeln schälen und dann in Würfel schneiden. Einen Topf erhitzen und dann Öl hineingeben. Den Lauch hinzugeben und andünsten. Dann die Kartoffeln ebenfalls in dem Topf mit andünsten. Abschmecken und dann mit der Gemüsebrühe ablöschen. Für 20 Minuten köcheln lassen.

2.) Die Crème fraîche hinzufügen und dann pürieren. Die Aprikosen abwaschen und den Kern entfernen. Dann in Spalten schneiden. Eine Pfanne erhitzen, Öl hineingeben und die Pinienkerne darin anrösten.

3.) Die Aprikosenspalten zu der Suppe geben und für weitere 7 Minuten köcheln lassen. Gegebenenfalls erneut abschmecken und dann mit den gerösteten Pinienkernen servieren.

Reispäckchen

KH 49g | EW 4g | F 1g | kcal 211

Zubereitungszeit: *45 min*
Portionen: *4*
Schwierigkeit: *leicht*

Zutaten

- 300ml Gemüsebrühe
- 150g Risotto Reis
- 12 Reisteigblätter
- 4 Frühlingszwiebeln
- 1 Limette
- 1 Chilischote (rot)
- 1 Mango
- etwas Öl
- Salz und Pfeffer

Zubereitung

1.) Den Reis mit etwas Öl in einem Topf kurz anbraten. Nach etwa 3 Minuten mit Brühe ablöschen, abschmecken und für 25 Minuten köcheln lassen. Die Frühlingszwiebeln und die Chili heiß waschen und dann in Ringe schneiden. Die Limette heiß waschen, auspressen und alle Zutaten zum Reis geben. Die Schale und den Kern der Mango entfernen und das Fruchtfleisch würfeln. Ebenfalls mit zu dem Reis geben.

2.) Ein sauberes Geschirrhandtuch anfeuchten und auf der Arbeitsfläche ausbreiten. Die Reisteigblätter darauf verteilen, mit Wasser besprühen und dann mit einem weiteren Geschirrhandtuch abdecken. 15 Minuten so aufweichen lassen.

3.) Sobald die Teigblätter formbar sind, 1 EL der Reismischung auf jeweils ein Teigblatt geben und mit 2 Blättern zudecken und ein Päckchen formen.

Frische Melonensuppe

KH 47g | EW 5g | F 2g | kcal 215

Zubereitungszeit:	*30 min*
Portionen:	*2*
Schwierigkeit:	*leicht*

Zutaten

- 400g Honigmelone
- 125ml Sojadrink
- 40g Maisgrießflocken
- 1 Zitrone
- 1 Päckchen Vanillezucker
- etwas frische Minze

Zubereitung

1.) Die Schale der Melone entfernen und dann halbieren. Die Kerne rausholen und das restliche Fruchtfleisch grob würfeln. Dann in einen Mixer geben. Die Zitrone heiß abwaschen, mithilfe einer Reibe die Schale zu der Melone reiben und dann noch etwas Saft hinzugeben. Nun die Minze waschen, trocken schütteln und mit in den Mixer geben. Alles gründlich miteinander vermischen, dann in den Kühlschrank geben.

2.) Einen Topf erwärmen und darin die Sojamilch mit dem Vanillezucker aufkochen lassen. Danach die Maisgrießflocken in die Sojamilch geben und den Deckel schließen. Für einige Minuten quellen lassen. Sobald der Maisgrieß abgekühlt ist, daraus gleichmäßige Bällchen formen.

3.) Beides zusammen servieren und gegebenenfalls noch mit Zitronensaft abschmecken.

Risotto aus Pilzen

KH 23g | EW 12g | F 6g | kcal 215

Zubereitungszeit: *40 min*
Portionen: *4*
Schwierigkeit: *leicht*

Zutaten

- 200g Champignons
- 300g Reis
- 150g Pfifferlinge
- 125ml Weißwein
- 75g Parmesan
- 1 Liter Gemüsebrühe
- 1 Zwiebel
- 1 Knoblauchzehe
- etwas Olivenöl
- Salz und Pfeffer

Zubereitung

1.) Die Zwiebel schälen und klein hacken. Eine beschichtete Pfanne erhitzen, Öl hineingeben und dann darin die Zwiebel glasig andünsten. Die Pilze gründlich abwaschen, klein schneiden und mit in der Pfanne anbraten. Sobald die Pilze angebraten sind den Reis mit untermischen und so lange anbraten bis dieser glasig wird.

2.) Mit dem Weißwein ablöschen und die Hälfte einkochen lassen. Nun noch 750ml der Gemüsebrühe hinzufügen und für 8 Minuten köcheln lassen. Die Knoblauchzehe schälen und klein hacken. Mit in den Topf geben. Die restliche Gemüsebrühe hinzugeben bis alles von dem Reis aufgenommen wurde.

3.) Den Großteil des Parmesan mit in den Topf geben und einrühren. Dann für 3 Minuten köcheln lassen. Anschließend servieren und den restlichen Parmesan zum Garnieren nutzen.

Suppe aus Schwarzwurzel

KH 38g | EW 7g | F 5g | kcal 217

Zubereitungszeit:	*40 min*
Portionen:	*4*
Schwierigkeit:	*leicht*

Zutaten

- 900ml Gemüsebrühe
- 400g Schwarzwurzel
- 300g Kartoffeln
- 100g Hokkaidokürbis
- 50g Crème fraîche
- 3 EL Kürbiskerne
- 2 Schalotten
- 1 Zitrone
- etwas Öl
- Salz und Pfeffer

Zubereitung

1.) Einen Topf erwärmen und Öl hineingeben. Die Schalotten waschen, würfeln und in dem Öl anbraten. Die Schwarzwurzeln ebenfalls waschen, dann schälen und klein schneiden. Dabei Einweghandschuhe tragen. Die Würfel in Wasser mit Zitronensaft einlegen.

2.) Die Kartoffeln und den Kürbis waschen und danach die Schale entfernen. Die Kartoffeln würfeln und den Kürbis mit einer Reibe hobeln. Die Schwarzwurzel, mit den Kartoffelwürfeln in den Topf mit den Schalotten geben und andünsten. Dann mit Brühe ablöschen und den Kürbis hinzufügen. Abschmecken und köcheln lassen bis alle Komponenten weich sind. Dann pürieren und abschmecken. Die Crème fraîche unterrühren. Mit etwas Zitronensaft und nach Belieben Zesten der Schale abschmecken. Eine Pfanne erhitzen, Öl hineingeben und darin die Kürbiskerne rösten. Damit die Suppe garnieren.

Bohneneintopf

KH 25g | EW 20g | F 2g | kcal 224

Zubereitungszeit:	*25 min*
Portionen:	*1*
Schwierigkeit:	*leicht*

Zutaten

- 150ml Gemüsebrühe
- 150g weiße Bohnen
- 100ml passierte Tomaten
- 30g Kochschinken
- 3 Kirschtomaten
- ½ Zwiebel
- ½ Knoblauchzehe
- Salz und Pfeffer

Zubereitung

1.) Die Zwiebel und die Knoblauchzehe schälen und klein würfeln. Die Bohnen in einem Sieb gründlich auswaschen. Danach mit einem Küchentuch abtupfen. Die Tomaten heiß abwaschen und in Scheiben schneiden. Den Kochschinken würfeln.

2.) Einen Topf mit der Gemüsebrühe darin zum Kochen bringen. Den Schinken hinzugeben, mit den passierten Tomaten und den Bohnen ergänzen. Alles mit- einander vermengen und für 10 Minuten köcheln lassen.

3.) Eine Pfanne erhitzen und Öl hineingeben. Darin nun die Zwiebel und die Knoblauchzehe andünsten. Die Tomatenscheiben hinzugeben und für 5 Minuten anbraten. Alles gut abschmecken und dann gemeinsam servieren.

Zucchininudeln mit Forelle

KH 16g | EW 32g | F 7g | kcal 239

Zubereitungszeit: *30 min*
Portionen: *2*
Schwierigkeit: *leicht*

Zutaten

- 600g Zucchini
- 250g Forellenfilet (geräuchert)
- 1 Peperoni (rot)
- 1 Zitrone
- etwas Öl
- Salz und Pfeffer

Zubereitung

1.) Die Zucchini gründlich mit heißem Wasser abwaschen. Anschließend die Enden entfernen und entweder mithilfe eines Schälers oder im besten Fall eines Spiralschneiders zu Streifen schneiden. Eine Pfanne erwärmen und dann Öl hineingeben. Die Zucchinistreifen in die Pfanne geben und anbraten.

2.) Die Peperoni waschen und in Scheiben schneiden. Ebenfalls mit zu der Zucchini geben und anbraten. Die Zitrone heiß waschen, halbieren und den Saft über die Zucchini geben. Nach Belieben auch etwas Schale abreiben und mit in die Pfanne geben, dadurch bekommen die Zucchininudeln mehr Zitronengeschmack.

3.) Mit Salz und Pfeffer abschmecken, die Fischfilets klein schneiden und entweder kalt anrichten oder aber zuvor noch mit in die Pfanne geben und erwärmen.

Putenroulade mit Gemüsereis

KH 29g | EW 16g | F 7g | kcal 246

Zubereitungszeit: *45 min*
Portionen: *4*
Schwierigkeit: *leicht*

Zutaten

- 4 x 100g Putenroulade
- 500ml Wasser
- 200g Paprika (rot)
- 125g Langkornreis
- 125g Mascarpone
- 60g Mais
- 50g Zwiebeln
- 4 Scheiben Bauernschinken
- 1 EL Milch
- etwas Öl
- Salz und Pfeffer

Zubereitung

1.) In einer Schüssel Mascarpone mit Milch vermischen. Die Paprika heiß abwaschen, das Kerngehäuse entfernen und dann in schmale Spalten schneiden. Die Zwiebeln schälen und klein hacken. Den Mais abgießen und abtupfen. Öl in einem Topf erwärmen. Das Gemüse und den Reis hineingeben. Anbraten und dann mit Wasser ablöschen, für 15 Minuten köcheln lassen. Sobald die Flüssigkeit verdampft ist 75g Mascarpone hineingeben und abschmecken. Köcheln lassen.

2.) Die Putenrouladen waschen, trocknen und abschmecken. Mit je 1 EL Mascarpone-Creme bestreichen. Den Schinken darauf geben, zusammenrollen und mit einem Zahnstocher fixieren. Eine Pfanne erwärmen, Öl hineingeben und darin die Rouladen scharf anbraten. Dann für 8 Minuten fertig garen lassen. Beides gemeinsam servieren.

Walnussnudeln mit Zucchini

KH 31g | EW 10g | F 10g | kcal 247

Zubereitungszeit:	*30 min*
Portionen:	*2*
Schwierigkeit:	*leicht*

Zutaten

- 150g Vollkornnudeln
- 400g Zucchini
- 20g Walnüsse
- 2 EL Parmesan (gerieben)
- 1 Schalotte
- etwas Öl
- Salz und Pfeffer

Zubereitung

1.) Leicht gesalzenes Wasser in einem Topf erhitzen und darin die Vollkornnudeln nach Wahl kochen lassen bis diese eine bissfeste Konsistenz haben. Die Schalotte schälen und klein hacken. Die Zucchini gründlich waschen und danach entweder reiben oder in schmale Streifen schneiden.

2.) Eine Pfanne erwärmen und dann Öl hineingeben. Die Schalotten hinzufügen und anbraten. Die Walnüsse klein hacken, mit hineingeben und anrösten. Nun noch die Zucchinistreifen beifügen, ebenfalls mit anbraten.

3.) Die Nudeln, sobald diese fertig sind, abgießen, dann für einige Minuten mit in die Pfanne geben und anbraten. Sobald alles eine schöne Farbe und Konsistenz hat aus der Pfanne nehmen, servieren. Abschmecken und mit dem Parmesan garnieren.

Lachssteak auf Brokkoli

KH 21g | EW 15g | F 19g | kcal 247

Zubereitungszeit: *20 min*
Portionen: *1*
Schwierigkeit: *leicht*

Zutaten

- 200g Brokkoli
- 100g Lachssteak
- 5 Kirschtomaten
- 1 TL Gemüsebrühe
- 1 Zitrone
- etwas Öl
- Salz und Pfeffer

Zubereitung

1.) Wasser in einem Topf zum Kochen bringen. Etwas salzen. Die Brokkoliröschen vom Strunk trennen und gründlich heiß abwaschen. Dann in das kochende Wasser geben und für 7 Minuten garen lassen.

2.) Eine Pfanne erhitzen, Öl hineingeben und das Lachssteak von beiden Seiten scharf anbraten. Die Zitrone heiß abwaschen und etwas Schale mit einer Reibe abreiben und auf den Lachs geben. Den Saft ebenfalls darüber träufeln. Die Tomaten waschen und in Scheiben schneiden. Mit in die Pfanne geben. Gründlich abschmecken und mit dem Brokkoli zusammen servieren.

Mediterraner Thunfisch

KH 16g | EW 36g | F 5g | kcal 250

Zubereitungszeit: *35 min*
Portionen: *2*
Schwierigkeit: *leicht*

Zutaten

- 325g Thunfischfilet
- 50g entsteinte schwarze Oliven
- 2 Knoblauchzehen
- 1 Lauchzwiebel
- 1 Orange
- 2 TL schwarze Pfefferkörner
- 1 TL weiße Pfefferkörner
- etwas Olivenöl
- Salz und Pfeffer

Zubereitung

1.) Die Pfefferkörner klein hacken oder mit einem Mörser klein stoßen. Den Thunfisch in der Mitte teilen. Anschließend gründlich in den zerkleinerten Pfefferkörnern wälzen, sodass die beiden Stücke von allen Seiten bedeckt sind.

2.) Den Lauch gründlich waschen und dann in Scheiben schneiden. Den Knoblauch schälen und klein hacken. Die Oliven abgießen und vierteln. Die Orange abwaschen und dann 150ml auspressen. Eine Pfanne erhitzen, Öl hineingeben, Zwiebeln und Knoblauch darin für 4 Minuten andünsten. Dann mit dem Orangensaft ablöschen und die Oliven mit dazu geben, zugedeckt für 4 Minuten köcheln lassen. Abschmecken.

3.) Den Thunfisch in einer weiteren Pfanne mit etwas Öl scharf von allen Seiten anbraten, sodass dieser von Außen eine bräunliche Farbe bekommt, aber Innen noch den leichten Rotton hat. Beides gemeinsam auf einem Teller servieren.

Blumenkohlreis mit Paprika

KH 27g | EW 16g | F 10g | kcal 260

Zubereitungszeit: *30 min*
Portionen: *2*
Schwierigkeit: *leicht*

Zutaten

- 400g Blumenkohl
- 10g Ingwer
- 1 Paprika (rot)
- 2 Karotten
- 2 Lauchzwiebeln
- 2 EL Sesamöl
- 2 EL Sojasoße
- 2 Eier
- Salz und Pfeffer

Zubereitung

1.) Die Blumenkohlröschen abtrennen, heiß abwaschen und mithilfe einer Reibe raspeln. Den Ingwer schälen und klein hacken. Die Paprika heiß abwaschen, das Kerngehäuse entfernen und dann in schmale Streifen schneiden.

2.) Die Lauchzwiebeln und die Karotten abwaschen. Die Schale entfernen und beides in schmale Ringe schneiden. Eine tiefe Pfanne erhitzen, das Sesamöl hineingeben und darin den Ingwer anbraten. Danach den Blumenkohlreis mit anbraten. Mit Sojasoße, Salz und Pfeffer abschmecken.

3.) Eine andere Pfanne erhitzen und darin erneut Sesamöl erwärmen. Die Paprika und die Karotten darin anbraten. Dann die Lauchzwiebeln hinzufügen und abschmecken. Die Eier in einer Schüssel verquirlen und dann über die Blumenkohl-Mischung geben. Stocken lassen, gegebenenfalls erneut abschmecken und dann alles gemeinsam servieren.

Asia Suppe mit Teigtaschen

KH 29g | EW 24g | F 4g | kcal 261

Zubereitungszeit:	*60 min*
Portionen:	*4*
Schwierigkeit:	*mittel*

Zutaten

- 400g Garnelen (essfertig)
- 500ml Fischfond
- 10 Pilze nach Wahl (getrocknet)
- 2cm Ingwer
- 1 Bund Frühlingszwiebeln
- 1 TL Honig
- 1 Packung Frühlingsrollenteig
- 1 Ei
- 1 Zitrone
- 5 EL Fischsoße
- 5 EL chinesischer Reiswein
- Salz und Pfeffer

Zubereitung

1.) Kochendes Wasser über die Pilze geben, quellen lassen. Die Garnelen in einen Mixer geben. Den Ingwer schälen und mit in den Mixer geben. Die Pilze aus dem Wasserbad nehmen und abtupfen. Das Ei trennen. Das Eigelb und die Pilze mit in den Mixer geben. Abschmecken und dann kalt stellen.

2.) Den Teig ausrollen und gleiche Kreise ausstechen. Die Füllung in die Mitte geben, mit dem Eiweiß den Rand bestreichen, zusammenklappen und gut festdrücken. Frühlingszwiebeln waschen, in Ringe schneiden und in einem Topf mit Öl anbraten. Mit dem Fischfond, der Fischsoße und dem Reiswein ablöschen. Die Zitrone heiß abwaschen, die Schale abreiben und beides mit den Teigtaschen in die Suppe geben. Mit Honig, Salz und Pfeffer abschmecken. Köcheln lassen.

Lachsrisotto

KH 25g | EW 20g | F 13g | kcal 270

Zubereitungszeit: *60 min*
Portionen: *2*
Schwierigkeit: *leicht*

Zutaten

- 200ml Gemüsebrühe
- 120g Vollkornreis
- 100g geräucherter Lachs
- 2 Schalotten
- 2 TL Parmesan
- 2 TL Pinienkerne
- etwas Erdnussöl
- Salz und Pfeffer

Zubereitung

1.) Eine Pfanne erhitzen. Öl hineingeben. Die Schalotten schälen und klein würfeln. In der Pfanne andünsten, bis die Schalotten glasig sind. Dann mit der Gemüsebrühe ablöschen und den Reis mit untermischen. Für 30 Minuten köcheln lassen.

2.) Den geräucherten Lachs in Streifen schneiden. In einer anderen Pfanne etwas Öl erwärmen und darin die Pinienkerne anrösten.

3.) Sobald der Reis die Flüssigkeit komplett aufgesogen hat den Lachs mit zu den Pinienkernen und dem Parmesan hinzufügen. Leicht anwärmen und abschmecken.

Auberginen Cannelloni

KH 33g | EW 16g | F 10g | kcal 271

Zubereitungszeit: *50 min*
Portionen: *4*
Schwierigkeit: *leicht*

Zutaten

- 400g passierte Tomaten
- 300g Blattspinat
- 100g Ziegenfrischkäse
- 50g Parmesan
- 2 große Auberginen
- 1 Zwiebel
- 1 Knoblauchzehe
- etwas Öl
- Salz und Pfeffer

Zubereitung

1.) Den Backofen auf 180°C Umluft vorheizen. Die Zwiebel und die Knoblauchzehe schälen und klein hacken. Die Auberginen heiß abwaschen und dann längs in Scheiben schneiden. Gegebenenfalls noch einmal halbieren. Gut abschmecken. Eine Pfanne erhitzen, etwas Öl hineingeben und dann die Auberginenscheiben kurz darin anbraten. Anschließend herausnehmen und auf einem Küchentuch abtropfen lassen.

2.) Den Spinat in einem Sieb gründlich waschen. Eine weitere Pfanne erhitzen, Öl hineingeben und darin den Knoblauch und die Zwiebeln andünsten. Den Spinat hinzufügen und den Ziegenkäse darüber bröseln. Die passierten Tomaten in eine Auflaufform geben. Abschmecken. Die Auberginenscheiben mit der Spinatfüllung befüllen und dann die Rollen nebeneinander in die Auflaufform geben, sodass sie nicht wieder auseinanderfallen können. Den Parmesan über die Rollen streuen und dann für 30 Minuten backen lassen.

Quark Ravioli

KH 30g | EW 19g | F 9g | kcal 275

Zubereitungszeit: *85 min*
Portionen: *8*
Schwierigkeit: *leicht*

Zutaten

- 300g Weizenmehl
- 150g Quark
- 100g Parmesan
- 100g Schinken
- 4 Eier
- 2 Limetten
- 2 EL Butter
- 1 Schalotte
- etwas Öl
- Salz und Pfeffer

Zubereitung

1.) Mehl, 3 Eier, 1 EL Öl, 6 EL warmes Wasser und etwas Salz zu einem glatten Teig verkneten. In Frischhaltefolie gewickelt für 30 Minuten ruhen lassen. In einer Pfanne Butter zerlassen. Den Schinken in Würfel schneiden, die Schalotte waschen und dann ebenfalls würfeln. Beides in der Pfanne anschwitzen. 1 Ei trennen, das Eigelb mit dem Quark und der Zwiebelmischung vermengen. Die Limetten heiß abwaschen. Die Schale, den Saft und den Parmesan zu dem Quark geben und zu einer Füllung vermischen. Abschmecken.

2.) In einem Topf gesalzenes Wasser zum Kochen bringen. Den Teig ausrollen und gleiche Kreise ausstechen. Einen TL Füllung in die Mitte geben. Den Rand mit Eiweiß bestreichen, zusammenklappen, fest drücken und trocknen lassen. Nach 20 die Teigtaschen für 5 Minuten kochen lassen. Dazu kann eine selbstgemachte Tomatensoße gereicht werden.

Bowl mit Ingwer

KH 38g | EW 14g | F 9g | kcal 278

Zubereitungszeit:	*25 min*
Portionen:	*2*
Schwierigkeit:	*leicht*

Zutaten

- 400g Paprika (rot und gelb)
- 160g Champignons
- 40g Ingwer
- 1 Chilischote
- 1 Dose Kidneybohnen
- 4 TL Olivenöl
- 1 Zitrone
- Meersalz

Zubereitung

1.) Die Pilze gründlich, unter warmen Wasser, waschen und den gesamten Schmutz entfernen. Die Paprika ebenfalls waschen, Strunk und Kerne entfernen, beides in Streifen schneiden.

2.) Den Ingwer schälen und die Chili waschen. Die Chili in Streifen schneiden, den Ingwer fein hacken. Eine Pfanne erwärmen und dann Öl hineingeben. Den Ingwer darin anbraten. Die Champignons und Paprika beifügen, mit der Chili ergänzen. Gemeinsam anbraten.

3.) Die Bohnen mit 2 EL Wasser hineingeben und für 7 Minuten schmoren lassen. Die Zitrone mit heißem Wasser abwaschen, die Schale etwas abreiben und beiseite stellen. Die eine Hälfte in Streifen schneiden.

4.) Sobald alle Zutaten fertig gebraten sind aus der Pfanne nehmen, mit den Zitronenscheiben und Zesten servieren. Den Saft der anderen Zitronenhälfte darüber träufeln und gründlich abschmecken.

Nudeln in Chorizo-Soße

KH 22g | EW 17g | F 15g | kcal 290

Zubereitungszeit: *30 min*
Portionen: *4*
Schwierigkeit: *leicht*

Zutaten

- 800g Tomaten (stückig)
- 200g Chorizo
- 100g Nudeln nach Wahl
- 2 große Zucchini
- 1 Zwiebel
- 1 Zitrone
- Salz und Pfeffer

Zubereitung

1.) Die Chorizo würfeln. Die Zwiebel schälen und fein würfeln. Eine Pfanne erhitzen, Öl hineingeben und die Zwiebeln darin glasig andünsten. Die Wurstwürfel dazugeben und kurz, scharf anbraten.

2.) Die Zucchini heiß abwaschen und in dünne Scheiben schneiden. Anschließend ebenfalls in die Pfanne geben. Zu guter Letzt alles mit den passierten Tomaten ablöschen. Dafür zuvor ein wenig Flüssigkeit der Tomaten abgießen. So lange köcheln lassen bis die Zucchini eine bissfeste Konsistenz bekommen haben

3.) Einen Topf mit gesalzenem Wasser zum Kochen bringen. Darin die Nudeln kochen lassen bis diese bissfest sind. Die Zitrone heiß abwaschen, halbieren und den Saft zum Abschmecken nutzen. Mit Salz und Pfeffer würzen und dann die Nudeln gemeinsam mit der Soße servieren.

Gnocchi mit Bärlauch

KH 46g | EW 13g | F 6g | kcal 295

Zubereitungszeit: *75 min*
Portionen: *5*
Schwierigkeit: *leicht*

Zutaten

- 750g Kartoffeln (mehlig kochend)
- 120g Mehl
- 100g Bärlauch
- 40g Parmesan (gerieben)
- 2 Eigelbe
- ½ Bund Frühlingszwiebeln
- etwas Butter
- Salz und Pfeffer

Zubereitung

1.) Einen Topf erwärmen und darin etwas Butter zerlassen. Die Lauchzwiebeln gründlich abwaschen, dann in Ringe schneiden und in der Butter andünsten. Den Bärlauch ebenfalls gründlich waschen und mit zu den Zwiebelringen geben. Nun noch die Eigelbe hinzufügen und dann alles pürieren. Den Ofen auf 180°C Umluft vorheizen. Die Kartoffeln gut waschen, die Schale weitestgehend entfernen und dann in Alufolie wickeln. Für 50 Minuten im Backofen backen lassen, um sie anschließend durch eine Kartoffelpresse zu geben.

2.) Das Mehl in einer Schüssel mit dem Parmesan und der Eigelbmasse verrühren. Die Kartoffelmasse mit untermischen und alles gründlich miteinander verkneten. Abschmecken. Den Teig gleichmäßig aufteilen und Rollen formen. In gleichmäßigen Abständen den Teig teilen, sodass viele kleine Knödel entstehen. In einem Topf gesalzenes Wasser zum Kochen bringen und darin die Knödel garen lassen. Dazu kann beispielsweise selbstgemachte Tomatensoße gereicht werden.

Auberginenauflauf

KH 60g | EW 11g | F 4g | kcal 295

Zubereitungszeit:	*45 min*
Portionen:	*1*
Schwierigkeit:	*leicht*

Zutaten

- 180g Süßkartoffeln
- 50g Tofu
- 50ml Gemüsebrühe
- ½ Aubergine
- 1 EL Tomatenmark
- ½ Zwiebel
- ½ Knoblauchzehe
- 1 TL Agavendicksaft
- etwas Zimt
- etwas Öl
- Salz und Pfeffer

Zubereitung

1.) Den Backofen auf 180°C Umluft vorheizen. Ein Backblech mit Backpapier auslegen. Die Zwiebel und die Knoblauchzehe schälen und fein hacken. Eine Pfanne erhitzen, Öl hineingeben und darin die beiden Zutaten anbraten. Den Tofu ebenfalls hinzubröseln und anbraten. Mit dem Tomatenmark und dem Agavendicksaft abschmecken. Mit Gemüsebrühe ablöschen, mit Salz und Pfeffer abschmecken.

2.) Die Süßkartoffeln und die Aubergine heiß abwaschen. Bei den Süßkartoffeln die Schale entfernen und dann in dünne Scheiben schneiden. Die Aubergine längs in gleichmäßige Scheiben schneiden. Eine Auflaufform mit Öl bestreichen. Abwechselnd Auberginenscheiben, Tofu und Süßkartoffeln aufeinander schichten bis alle Zutaten aufgebraucht sind. Mit der Gemüsebrühe begießen und 30 Minuten backen lassen.

Soufflé aus Kartoffeln

KH 32g | EW 17g | F 13g | kcal 298

Zubereitungszeit:	*60 min*
Portionen:	*6*
Schwierigkeit:	*mittel*

Zutaten

- 800g Kartoffeln
- 250g Quark
- 150g Rucola
- 50g Kräuterbutter
- 50g Parmesan
- 3 Eier
- 2 Zwiebeln
- 6 Soufflé Formen
- etwas Butter
- Salz und Pfeffer

Zubereitung

1.) Einen Topf mit gesalzenem Wasser zum Kochen bringen. Die Kartoffeln schälen und in dem Wasser für 25 Minuten garen lassen. Sobald die Kartoffeln fertig sind abgießen und dann durch eine Kartoffelpresse geben. Eine Pfanne erhitzen und die Kräuterbutter darin zerlassen. Die Zwiebeln schälen und in Würfel schneiden. In der Kräuterbutter andünsten. Die Eier trennen und das Eiweiß schlagen. Den Rucola heiß abwaschen und in kleine Stücke schneiden.

2.) In einer Schüssel die Kartoffelmasse mit den Zwiebeln, dem Quark, den Eigelben und dem Parmesan vermischen. Gut abschmecken und dann das geschlagene Eiweiß mit unterheben. Die Formen vorbereiten und den Ofen auf 180°C vorheizen. Die Formen mit der Kartoffelmischung füllen und dann für etwa 30 Minuten backen lassen.

Thunfischtortilla

KH 8g | EW 28g | F 16g | kcal 298

Zubereitungszeit: *30 min*
Portionen: *2*
Schwierigkeit: *leicht*

Zutaten

- 100g Paprika (grün)
- 60g Thunfisch aus der Dose
- 30g Zwiebeln
- 4 Eier
- 4 Tomaten
- 2 Knoblauchzehen
- etwas Olivenöl
- Salz und Pfeffer

Zubereitung

1.) Die Zwiebeln schälen und fein hacken. Die Paprika heiß abwaschen, das Kerngehäuse entfernen, dann in schmale Streifen schneiden und diese dann erneut mehrmals teilen. Eine Pfanne erhitzen, Öl hineingeben und die Zwiebeln darin glasig andünsten. Die Paprika hinzufügen und ebenfalls mit anbraten. Aus der Pfanne nehmen und auf einem Küchentuch abtropfen lassen.

2.) Die Knoblauchzehen schälen, klein hacken und in eine Schüssel geben. Den Thunfisch ebenfalls mit in die Schüssel bröseln. Die Eier in einer kleinen Schüssel miteinander verquirlen, dann zu dem Thunfisch hinzufügen. Nun die zuvor gebratenen Zutaten mit in die Schüssel geben und alles abschmecken. Eine Pfanne erhitzen, etwas Öl hineingeben und dann aus dem hergestellten Teig 4 gleich große Tortillas backen. Die Tomaten heiß abwaschen, halbieren, den Strunk entfernen und dann in dünne Scheiben schneiden. Damit die fertigen Tortillas belegen.

Tatar vom Rind

KH 12g | EW 43g | F 8g | kcal 299

Zubereitungszeit: *20 min*
Portionen: *2*
Schwierigkeit: *leicht*

Zutaten

- 400g Rinderfilet
- 20g Sushi-Ingwer (eingelegt)
- 2 Lauchzwiebeln
- 1 Chilischote (rot)
- 1 EL Chilisoße (süß-sauer)
- 1 EL Sesam
- etwas Öl
- Salz und Pfeffer

Zubereitung

1.) In einer gut beschichteten Pfanne die Sesamsamen anrösten bis eine goldbraune Färbung erkennbar wird. Danach auskühlen lassen. Die Zwiebeln heiß abwaschen und dann in Ringe schneiden. Die Chilischote ebenfalls abwaschen, die Kerne entfernen und fein hacken.

2.) Das Fleisch waschen, mit einem Küchenpapier abtrocknen und dann in sehr feine Würfel schneiden. In einer Schüssel Öl mit der Chilisoße vermengen und abschmecken. Dann das Tatar gemeinsam mit der Soße vermengen und mit den Lauchzwiebeln garnieren. Wer es lieber mag, kann die Lauchzwiebeln auch vorher anbraten. Mit den Sesamsamen verfeinern.

Hauptgerichte bis 500kcal

Quinoa-Brokkoli-Bowl

KH 57g | EW 15g | F 4g | kcal 300

Zubereitungszeit:	*40 min*
Portionen:	*2*
Schwierigkeit:	*leicht*

Zutaten

- 80g Quinoa (weiß)
- 80g Linsen (gelb)
- 400ml Gemüsebrühe
- 350g Brokkoli
- 1 Karotte
- 1 Zitrone
- etwas Ingwer (2cm)
- etwas Kokosöl

Zubereitung

1.) Einen Topf erhitzen und etwas Kokosöl darin zum Schmelzen bringen. Den Quinoa durch ein Sieb abspülen bis das Wasser klar ist. Dann vorsichtig mit einem Küchentuch abtupfen. Den Ingwer schälen, klein hacken und in dem Topf anbraten. Den Quinoa und die Linsen ebenfalls in den Topf geben. Für 3 Minuten unter Rühren anbraten.

2.) Mit der Gemüsebrühe ablöschen und dann für 15 Minuten köcheln lassen. Während-dessen ab und zu umrühren. Die Karotte schälen und würfeln. Den Brokkoli heiß abwaschen. Dann die Röschen abtrennen und erneut heiß abwaschen. In einem weiteren Topf Wasser zum Kochen bringen und darin die Röschen kochen.

3.) Die Zitrone heiß abwaschen. Etwas Schale zu dem Quinoa reiben und den Saft einer halben Zitrone ebenfalls hinzufügen. Gründlich miteinander vermischen. Abschmecken. Zu guter Letzt die Möhre und den Brokkoli mit zu der Mischung geben und noch etwa 7 Minuten alles gemeinsam kochen lassen.

Seelachfilet

KH 53g | EW 20g | F 2g | kcal 307

Zubereitungszeit:	*50 min*
Portionen:	*2*
Schwierigkeit:	*leicht*

Zutaten

- 500ml Gemüsebrühe
- 160g Seelachsfilet
- 130g Perlgraupen
- 8 Kirschtomaten
- 4 TL Olivenöl
- 1 Zitrone
- 1 Zwiebel
- Salz und Pfeffer

Zubereitung

1.) In einem Topf 2 TL Olivenöl erwärmen. Die Zwiebeln schälen und dann in Würfel schneiden. Mit in den Topf geben und darin anschwitzen. Anschließen die Graupen hinzugeben und mit 125ml der Gemüsebrühe ablöschen. Für 35 Minuten köcheln lassen. Die Brühe Portionsweise hinzugeben. Sobald die Graupen gar sind abschmecken.

2.) Das Seelachsfilet abspülen und dann mit einem Küchenpapier oder einem sauberen Geschirrhandtuch abtupfen. Gut mit Salz und Pfeffer würzen. Eine Pfanne erhitzen und Öl hineingeben. Das Seelachsfilet hineingeben und von beiden Seiten scharf anbraten bis dieser von beiden Seiten goldbraun ist. Nun in mundgerechte Stücke teilen.

3.) Die Tomaten mit warmen Wasser waschen und dann vierteln. Alles gemeinsam auf einem Teller anrichten. Die Zitrone heiß abwaschen, halbieren und die Schale ein wenig darüber reiben und mit dem Saft beträufeln.

Chili con Hähnchen

KH 25g | EW 43g | F 4g | kcal 309

Zubereitungszeit:	*45 min*
Portionen:	*4*
Schwierigkeit:	*leicht*

Zutaten

- 600g Hackfleisch (Geflügel)
- 500ml Hühnerbrühe
- 425g Kidneybohnen
- 3 Knoblauchzehen
- 2 Peperoni
- 1 Zwiebel
- 2 Paprika (rot und grün)
- etwas Olivenöl
- Salz und Pfeffer

Zubereitung

1.) Die Zwiebel schälen und klein hacken. Die Knoblauchzehen ebenfalls. Die Peperoni abwaschen und in kleine Ringe schneiden. Einen Topf erhitzen und Öl hineingeben. Den Knoblauch und die Zwiebel hineingeben und darin andünsten.

2.) Die Peperoni hinzufügen und anbraten. Anschließend das Hackfleisch mit hineingeben und anbraten. Abschmecken. Die Paprika waschen, das Kerngehäuse entfernen und dann in schmale Spalten schneiden. Diese erneut halbieren. In den Topf geben und dann alles bei geschlossenem Deckel für 10 Minuten köcheln lassen.

3.) Nach den 10 Minuten mit der Hühnerbrühe ablöschen und aufkochen lassen. Die Bohnen ergänzen und alles gemeinsam für weitere 12 Minuten kochen lassen. Dann servieren und gegebenenfalls erneut abschmecken.

Kürbisauflauf

KH 40g | EW 13g | F 13g | kcal 310

Zubereitungszeit:	*60 min*
Portionen:	*2*
Schwierigkeit:	*leicht*

Zutaten

- 300g Butternusskürbis
- 180g Tofu
- 100ml Gemüsebrühe
- 100ml Sojasahne
- 60g Vollkornnudeln
- 2 Paprikas (grün)
- 2 EL Tomatenmark
- 1 Zwiebel
- etwas Öl
- Salz und Pfeffer

Zubereitung

1.) Die Nudeln in gesalzenem, kochenden Wasser bissfest garen. Durch ein Sieb abgießen. Den Ofen auf 180°C Umluft vorheizen. Die Paprika waschen, die Kerne und den Strunk entfernen und danach in Scheiben schneiden. Die Zwiebel schälen und klein hacken. Den Tofu abtropfen und würfeln.

2.) In einem Topf Sojasahne mit etwas Öl zu einer zähen Masse vermischen. In einer Pfanne den Tofu in Öl anbraten. Abschmecken. Die Zwiebeln und die Paprika hinzufügen. Mit Gemüsebrühe ablöschen und das Tomatenmark unterrühren, für 3 Minuten köcheln lassen. Erneut abschmecken.

3.) Die Schale und die Kerne des Kürbisses entfernen, das Kürbisfleisch würfeln und in eine Auflaufform geben. Den Pfanneninhalt und die Nudeln hinzufügen und mit der Käsemasse alles bedecken. Für 30 Minuten backen lassen.

Hähnchenbrustfilet mit Bohnenauflauf

KH 13g | EW 35g | F 13g | kcal 317

Zubereitungszeit: *50 min*
Portionen: *3*
Schwierigkeit: *leicht*

Zutaten

- 350g Tomaten
- 300g Hähnchenbrustfilet
- 250g Prinzessbohnen
- 125g weiße Bohnen
- 60g Büffelmozzarella
- 20g geriebener Parmesan
- 15ml Olivenöl
- 10g Tomatenmark
- 1 Knoblauchzehe
- Salz und Pfeffer

Zubereitung

1.) Den Backofen auf 180°C Umluft vorheizen. Den Knoblauch schälen, pressen und dann mit etwas Olivenöl anschwitzen. Die Tomaten heiß abwaschen, den Strunk und die Schale entfernen und dann klein würfeln. Zu dem Knoblauch geben, abschmecken und für etwa 10 Minuten köcheln lassen. Anschließend mit einem Pürierstab klein pürieren.

2.) Einen Topf mit gesalzenem Wasser zum Kochen bringen. Die Prinzessbohnen abwaschen und darin für 7 Minuten kochen lassen. Die weißen Bohnen abgießen. Das Hähnchenbrustfilet kurz abwaschen und dann würfeln. Mit Salz und Pfeffer würzen. Die Filets in einer Pfanne mit etwas Öl anbraten. Die beiden Bohnen in eine Auflaufform geben und mit Tomatensoße bedecken. Den Büffelmozzarella abtropfen lassen, würfeln, mit dem Parmesan den Auflauf garnieren. Für 12 Minuten backen lassen und gemeinsam servieren.

Kürbis-Parmesan-Risotto

KH 24g | EW 20g | F 13g | kcal 319

Zubereitungszeit: *40 min*
Portionen: *4*
Schwierigkeit: *leicht*

Zutaten

- 1 Liter Geflügelbrühe
- 200g Kürbisfleisch
- 200g Risottoreis
- 180g Parmesan (gerieben)
- 120ml Weißwein
- 1 Schalotte
- etwas Olivenöl
- Salz und Pfeffer

Zubereitung

1.) Einen Topf erhitzen und die Geflügelbrühe hineingeben. Die Schalotte abwaschen und fein würfeln. Eine Pfanne erhitzen, Öl hineingeben und darin die Schalotte anbraten bis sie glasig ist. Den Risottoreis hinzufügen und für etwa 2 Minuten mit anbraten. Mit Weißwein ablöschen und so lange kochen lassen bis der Weißwein verdunstet ist.

2.) Die Geflügelbrühe Portionsweise mithilfe einer Kelle hineingeben bis der Reis nahezu die komplette Flüssigkeit aufgenommen hat und zu quellen beginnt. So lange quellen lassen bis der Reis bissfest ist.

3.) Den Kürbis halbieren, die Kerne und die Schale entfernen, das Fruchtfleisch würfeln. Einen Topf mit Wasser aufsetzen und darin den Kürbis kochen lassen bis auch dieser bissfest ist. Anschließend pürieren und gemeinsam mit dem Parmesan zu dem Risotto hinzufügen. Abschmecken und für 3 Minuten köcheln lassen.

Lasagne mit Kohlrabi

KH 16g | EW 25g | F 19g | kcal 324

Zubereitungszeit: *50 min*
Portionen: *4*
Schwierigkeit: *leicht*

Zutaten

- 300g Spinat
- 250g Lachsfilet
- 125ml Sahne
- 100g Emmentaler
- 700g Kohlrabi
- 40g Zwiebeln
- Salz und Pfeffer
- Etwas Soßenbinder

Zubereitung

1.) Die Zwiebel schälen und klein hacken. Den Spinat gründlich waschen. Einen Topf erhitzen und die Sahne hineingeben. Den Spinat hinzufügen und kurz köcheln lassen, bevor die Zwiebeln hinzukommen. Abschmecken und 25g Emmentaler mit einrühren. Sobald der Käse geschmolzen ist unter Umständen etwas Soßenbinder unterrühren.Die Schale des Kohlrabi entfernen und danach in dünne, gleichmäßige Scheiben schneiden. Einen Topf mit gesalzenem Wasser zum Kochen bringen und darin die Kohlrabischeiben garen lassen.

2.) Den Backofen auf 180°C Umluft vorheizen. Die Lachsfilets in Stücke schneiden und würzen. Die Auflaufform mit einer Schicht der Spinatmischung bedecken. Darauf gleichmäßig die Kohlrabischeiben verteilen. Erneut Soße darüber geben und danach eine Schicht Lachs legen. So lange wiederholen bis alle Zutaten aufgebraucht sind und die letzte Schicht Soße ist. Den Emmentaler darüber verteilen und dann für etwa 30 Minuten im Backofen goldbraun backen lassen.

Blumenbällchen auf Rotkohl

KH 14g | EW 27g | F 21g | kcal 359

Zubereitungszeit: *35 min*
Portionen: *2*
Schwierigkeit: *leicht*

Zutaten

- 500g Blumenkohl
- 70g Streukäse (gerieben)
- 3 TL Mandeln (gemahlen)
- 2 Eier
- 2 TL Essig
- ½ Rotkohl
- etwas Öl
- Salz und Pfeffer

Zubereitung

1.) Ein Backblech mit Backpapier ausgelegen. Den Blumenkohl gründlich abwaschen. Dann mithilfe einer Reibe direkt auf das Backblech reiben und gut verteilen. Bei 180° Umluft für 7 Minuten garen lassen. In einer Schüssel die gemahlenen Mandeln mit dem geriebenen Käse und den Eiern vermengen. Nach Belieben abschmecken und alles gut durchkneten. Den Rotkohl gründlich waschen und dann fein hobeln. Mit dem Öl vermischen und mit Salz und Pfeffer abschmecken.

2.) Sobald der Blumenkohl gar ist, diesen entnehmen und die Flüssigkeit mithilfe eines Küchentuches rausdrücken. Anschließend mit zu der Mandelmischung geben und alles verkneten. Erneut abschmecken. Dann den Teig in gleich große Stücke aufteilen und draus Kugeln formen. Eine Pfanne erhitzen und dann Öl hineingeben. Die Bällchen nacheinander hineingeben und von allen Seiten goldbraun anbraten. Gemeinsam mit dem Salt servieren, sobald alle Bällchen gebraten sind.

Überbackene Süßkartoffel

KH 49g | EW 14g | F 13g | kcal 366

Zubereitungszeit: *70 min*
Portionen: *2*
Schwierigkeit: *leicht*

Zutaten

- 400g Süßkartoffeln
- 200g Grünkohl
- 80g Gouda (gerieben)
- 1 Zwiebel
- 1 Knoblauchzehe
- 2 TL Sojasoße
- 1 Limette
- etwas Öl
- Salz und Pfeffer

Zubereitung

1.) Den Backofen auf 180° Grad Umluft vorheizen. Die Süßkartoffeln gründlich waschen und Löcher hineinstechen. Die Süßkartoffeln für 50 Minuten backen lassen. Die Zwiebel und den Knoblauch schälen und klein hacken. Den Grünkohl waschen und den holzigen Mittelstab entfernen. In einer Pfanne mit etwas Öl die Zwiebel und den Knoblauch andünsten. Den Grünkohl anschließend hinzugeben und für 5 Minuten anbraten. Die Limette heiß abwaschen, halbieren und den Grünkohl mit dem Saft beträufeln. Gegebenenfalls die Schale etwas über den Grünkohl reiben. Mit der Sojasoße, dem Salz und Pfeffer abschmecken.

2.) Sobald die Süßkartoffeln fertig sind, diese halbieren und die Hälfte aushöhlen. Den Grünkohl mit dem Ausgehölten mischen und den Gouda hinzugeben. Die Mischung in die Süßkartoffelhälften geben und für 10 Minuten in den Ofen geben.

Hirse-Kürbis auf Gemüse

KH 42g | EW 17g | F 17g | kcal 374

Zubereitungszeit: *45 min*
Portionen: *4*
Schwierigkeit: *leicht*

Zutaten

- 650g Butternut-Kürbis
- 100g Zucchini
- 100g Hirse
- 200g Gouda (gerieben)
- 300ml Gemüsefond
- 2 Schalotten
- 3 Knoblauchzehen
- 1 Paprika (rot)
- 2 TL Tomatenmark
- etwas Olivenöl
- Salz und Pfeffer

Zubereitung

1.) Zunächst in einem Topf den Gemüsefond aufsetzen aufkochen lassen. Die Hirse in einem Sieb auswaschen und in den Gemüsefond geben, für 7 Minuten köcheln lassen. Danach ohne Hitze für weitere 10 Minuten quellen lassen.

2.) Die Schalotten und den Knoblauch schälen und klein hacken. Den Kürbis waschen, halbieren und aushöhlen. Die Paprika und die Zucchini waschen, bei der Paprika die Kerne entfernen, dann beides würfeln. In einer Pfanne mit etwas ÖL die Schalotten und den Knoblauch anbraten. Anschließend Paprika und Zucchini hinzufügen. Tomatenmark und die Hirse untermischen. Abschmecken. Sobald alles angebraten ist das Gemüse aus der Pfanne nehmen und in die Kürbishälften geben. Den Gouda darüber geben und gegebenenfalls erneut abschmecken. Für 20 Minuten bei 175°C backen lassen.

Lachstarte

KH 14g | EW 16g | F 28g | kcal 376

Zubereitungszeit: *40 min*
Portionen: *8*
Schwierigkeit: *leicht*

Zutaten

- 300g Lachsfilet (ohne Haut)
- 300g Mozzarella
- 275g Blätterteig
- 100g Pesto (grün)
- etwas Mehl
- Salz und Pfeffer

Zubereitung

1.) Den Backofen auf 180°C Umluft vorheizen und eine runde Backform einfetten. Etwas Mehl darüber stäuben. Den Blätterteig in der Form ausrollen. Falls etwas übersteht, einfach abschneiden. Mithilfe einer Gabel einige Löcher in den Teig stechen. Dann für etwa 15 Minuten in den Ofen geben und den Teig etwas vorbacken.

2.) Den Lachs in längliche Stücke schneiden, gegebenenfalls halbieren und abschmecken. Den Mozzarella abtropfen lassen und mithilfe eines Küchentuches komplett abtrocknen. Dann in Scheiben schneiden. Auf dem gebackenen Teig das grüne Pesto verteilen. Anschließend abwechselnd Mozzarella und Lachs schichten bis alle Zutaten aufgebraucht sind.

3.) Für 15 Minuten in den Ofen geben und backen lassen bis der Lachs gar und der Mozzarella geschmolzen ist.

Couscous-Süßkartoffel

KH 75g | EW 11g | F 6g | kcal 383

Zubereitungszeit: *70 min*
Portionen: *1*
Schwierigkeit: *leicht*

Zutaten

- 300g Süßkartoffeln
- 40g Couscous
- 20g Fetakäse
- ½ Paprika
- ½ Zwiebel
- 1 Zitrone
- etwas Öl
- Salz und Pfeffer

Zubereitung

1.) Den Ofen auf 200°C Umluft vorheizen. Die Süßkartoffeln gründlich waschen, mit Öl bestreichen, gleichmäßig salzen und in Alufolie eingewickelt für eine Stunde backen lassen.

2.) Einen Topf mit Wasser befüllen und den Couscous darin garen lassen. Die Zwiebel schälen und klein hacken. Eine Pfanne erwärmen, Öl hineingeben und die Zwiebel darin glasig andünsten. Die Paprika warm abwaschen, entkernen und dann in kleine Würfel schneiden. Mit in die Pfanne geben und anbraten.

3.) Nach dem Braten die beiden Zutaten auf einem Küchentuch abtropfen lassen und dann in eine Schüssel geben. Den Couscous hinzufügen und den Fetakäse hineinbröseln. Die Zitrone heiß abwaschen und den Zitronensaft mit in die Mischung geben. Alles gründlich miteinander vermengen. Nun die Kartoffel aus dem Ofen nehmen, in der Mitte aufschneiden, mit der Couscous Mischung füllen und servieren.

Feigenflammkuchen

KH 48g | EW 20g | F 14g | kcal 398

Zubereitungszeit: *40 min*
Portionen: *2*
Schwierigkeit: *leicht*

Zutaten

- 100g Mehl (Typ 630)
- 60g Ziegenkäse
- 50ml lauwarmes Wasser
- 50g saure Sahne
- 50g Parmaschinken
- 10g Hefe
- 2 Feigen
- 1 TL Öl

Zubereitung

1.) Den Backofen auf 180° Umluft vorheizen. Die Hefe in dem lauwarmen Wasser auflösen und dann mit dem Salz und Öl in einer Schüssel verkneten. Die Arbeitsfläche mit Mehl bestreuen und darauf nun den Teig dünn ausrollen.

2.) Den Ziegenkäse in eine Schüssel bröseln und mit der sauren Sahne verrühren. Die Feigen gründlich wachen und dann in Scheiben schneiden. Die Käsecreme auf dem ausgerollten Teig verteilen. Den belegten Teig auf ein mit Backpapier ausgelegtes Blech geben und dieses für 15 Minuten in den Backofen geben.

3.) Nach Ablauf der Zeit die Feigen gleichmäßig auf dem Teig verteilen und für weitere 5 Minuten im Ofen backen lassen. Sobald der Flammkuchen durchgebacken ist, aus dem Ofen nehmen und mit dem Parmaschinken abrunden.

Gebackene Zucchini-Tortilla

KH 37g | EW 20g | F 21g | kcal 420

Zubereitungszeit: *10 min*
Portionen: *1*
Schwierigkeit: *leicht*

Zutaten

- 60g Fetakäse
- 60g Weizentortilla
- 40g Frischkäse
- ½ Zucchini
- etwas Olivenöl
- Salz und Pfeffer

Zubereitung

1.) Zunächst den Backofen auf 180°C Umluft vorheizen. Ein Backblech mit Backpapier auslegen. Eine Pfanne erwärmen und Öl hineingeben. Die Zucchini heiß abwaschen und in dünne Scheiben schneiden. Dann in der Pfanne anbraten. Anschließend der Pfanne entnehmen und auf einem Küchentuch abtropfen lassen.

2.) Weizentortilla auf das Backblech legen und mit Frischkäse bestreichen. Die Zucchinischeiben gleichmäßig darüber verteilen. Zu guter Letzt den Fetakäse über die Zucchini bröseln. Abschmecken und für 10 Minuten in den Backofen geben.

Veggieburger

KH 31g | EW 17g | F 26g | kcal 433

Zubereitungszeit: *30 min*
Portionen: *2*
Schwierigkeit: *leicht*

Zutaten

- 2 Vollkornbrötchen
- 1 Aubergine
- 1 Avocado
- 100g Grillkäse
- 2 TL Öl
- Salz und Pfeffer

Zubereitung

1.) Die Aubergine gründlich waschen und in Scheiben schneiden. Dann mit Salz bestreichen und ein wenig ziehen lassen. Eine Pfanne erhitzen und Öl hineingeben. Die Auberginenscheiben von beiden Seiten anbraten. Dann zur Seite stellen.

2.) Den Käse in Scheiben schneiden und nach den Auberginen in der Pfanne anbraten. Sobald der Käse von beiden Seiten leicht braun ist aus der Pfanne nehmen.

3.) Die Avocado waschen, die Schale und den Kern entfernen und das Fruchtfleisch klein stampfen. Die Brötchen aufschneiden und mit der Avocado bestreichen. Darauf eine Auberginenscheibe geben und mit dem Käse toppen. Gegebenenfalls erneut abschmecken. Um das Ganze noch zu verfeinern kann man auch noch Nüsse in einer Pfanne anrösten und auf den Burger legen.

Belegte Tortilla

KH 27g | EW 30g | F 24g | kcal 440

Zubereitungszeit: *30 min*
Portionen: *2*
Schwierigkeit: *leicht*

Zutaten

- 6 EL passierte Tomaten
- 100g geräucherten Lachs
- 2 EL Tomatenmark
- 60g Weizentortilla
- 1 Mozzarella
- ½ Zwiebel
- 1 Lauchzwiebel
- Salz und Pfeffer

Zubereitung

1.) Ein Backblech mit Backpapier vorbereiten. Die Weizentortilla darauf platzieren. Die passierten Tomaten mit dem Tomatenmark vermischen und auf den Tortillas verteilen. Den Backofen auf 180° Grad Umluft vorheizen.

2.) Den Mozzarella abgießen und in dünne Scheiben schneiden. Die Hälfte des Mozzarellas auf dem Tortilla Fladen verteilen. Die Zwiebel schälen und in dünne Scheiben schneiden. Die Lauchzwiebel waschen und in Ringe schneiden. Den Lachs in dünne Scheiben schneiden.

3.) Die Zwiebeln, die Lauchzwiebel und den Lachs auf dem Tomatenmark verteilen. Mit dem restlichen Mozzarella bestreuen, abschmecken und dann für 15 Minuten in den Ofen geben.

Maisgrieß mit Gemüse

KH 43g | EW 25g | F 20g | kcal 458

Zubereitungszeit: *50 min*
Portionen: *6*
Schwierigkeit: *mittel*

Zutaten

- 500ml Milch (1,5% Fett)
- 400ml Gemüsebrühe
- 250g Blumenkohl
- 250g grüne Bohnen
- 200g Instant Maisgrieß
- 200g Paprika (rot)
- 220g Erbsen
- 180ml saure Sahne
- 180g Greyerzer
- 175g Zucchini
- 4 Eier
- 2 Zwiebeln
- 2 Knoblauchzehen
- etwas Öl
- Salz und Pfeffer

Zubereitung

1.) In einem Topf 500ml Milch mit der Brühe aufkochen lassen und den Maisgrieß mit einrühren. Permanent rühren und gemeinsam aufkochen lassen. Den Knoblauch schälen, durch eine Presse geben und mit unter den Maisgrieß geben. Abschmecken. Die Paprika entkernen, Blumenkohlröschen entfernen, die Zucchini in Scheiben schneiden, die Bohnen halbieren, Zwiebeln schälen, ebenfalls in Scheiben schneiden.

2.) 500ml gesalzenes Wasser aufkochen und das Gemüse für je 3 Minuten nacheinander darin kochen lassen. Anschließend abtrocknen. Den Backofen auf 180°C Umluft vorheizen und die Maisgrieß-Mischung gleichmäßig auf einem mit Backpapier ausgelegten Backblech verteilen. Das Gemüse gleichmäßig darauf verteilen.

3.) Den Käse klein schneiden, die Hälfte mit den Eiern, der sauren Sahne und 100ml Milch verrühren. Abschmecken und über das Gemüse geben. Mit Käse überstreuen und für 30 Minuten backen lassen.

Obstschnitzel

KH 62g | EW 34g | F 11g | kcal 466

Zubereitungszeit:	*35 min*
Portionen:	*2*
Schwierigkeit:	*leicht*

Zutaten

- 250g Schweineschnitzel
- 200ml Buttermilch
- 100ml Sahne
- 2 Bananen
- 1 Apfel
- 1 EL Currypulver
- 1 EL Ingwerpulver
- 1 EL Zitronensaft
- etwas Öl
- Salz und Pfeffer

Zubereitung

1.) Die Schweineschnitzel auf einem Brett dünner klopfen. Eine Pfanne erhitzen, Öl hineingeben und die Schweineschnitzel von beiden Seiten anbraten. Die Schale der Bananen entfernen und dann schräg in Scheiben schneiden. Den Apfel schälen, halbieren und das Kerngehäuse entfernen. Danach in Würfel schneiden.

2.) Die Buttermilch mit der Sahne in einen Topf geben und kurz aufkochen lassen. Das Obst hinzugeben und gut durchmischen. Mit dem Curry, dem Ingwer und dem Zitronensaft abschmecken. Zugedeckt köcheln lassen bis das Obst weich ist. Gemeinsam mit dem Schnitzel servieren.

Pizza

KH 57g | EW 27g | F 15g | kcal 476

Zubereitungszeit: *70 min*
Portionen: *2*
Schwierigkeit: *leicht*

Zutaten

- 150g Mehl (Typ 630)
- 100ml lauwarmes Wasser
- 50g Schinken (gekocht)
- 6 Kirschtomaten
- 6 Oliven (grün)
- 10g Hefe
- 2 EL Tomatenmark
- 1 Mozzarella
- ½ rote Paprika
- etwas Öl
- Salz und Pfeffer

Zubereitung

1.) Die Hefe in lauwarmen Wasser auflösen, das Mehl und Salz hinzugeben und alles gründlich miteinander verkneten. Die Schüssel abdecken und an einem warmen Ort für 30 Minuten gehen lassen. Den Ofen auf 180°C Umluft vorheizen.

2.) Das Tomatenmark mit etwas Wasser vermischen bis eine Soße entsteht. Abschmecken. Den fertigen Boden dünn ausrollen und dann die Soße darauf gleichmäßig verteilen. Den Schinken klein schneiden und darüber verteilen. Die Paprika waschen, die Kerne entfernen und in Streifen schneiden, diese erneut halbieren. Die Oliven abgießen und klein würfeln. Den Mozzarella ebenfalls in kleine Stücke schneiden. Alle Zutaten auf der Pizza verteilen. Nach Belieben noch einmal abschmecken und dann für etwa 25 Minuten im Ofen backen bis die Pizza leicht braun ist.

Steak auf Kichererbsen

KH 48g | EW 50g | F 9g | kcal 476

Zubereitungszeit: *25 min*
Portionen: *3*
Schwierigkeit: *leicht*

Zutaten

- 200g Kichererbsen
- 300g Rumpsteak
- 1 Paprika (rot)
- 2 rote Zwiebeln
- 2 EL Honig
- 5 EL Balsamico-Essig
- etwas Öl
- Salz und Pfeffer

Zubereitung

1.) Eine beschichtete Pfanne erhitzen. Das Fleisch kurz waschen und dann trocken tupfen. Mit etwa Öl von beiden Seiten einreiben und anschließend von jeder Seite für 2 Minuten scharf anbraten. Nach dem Braten in Folie wickeln und für 5 Minuten ruhen lassen.

2.) Die Kichererbsen in ein Sieb geben und abtropfen lassen. Die Zwiebeln schälen und klein hacken. Die Paprika heiß abwaschen, das Kerngehäuse entfernen, dann in schmale Streifen schneiden. Nun in die vorherige Pfanne etwas Öl geben und die Zwiebeln darin glasig andünsten.

3.) Die Paprika und die Kichererbsen ebenfalls in die Pfanne geben und kurz mit anbraten. Mit dem Honig abschmecken und dann mit dem Essig ablöschen. Zu guter Letzt abschmecken. Das Fleisch in dünne Scheiben schneiden und gemeinsam mit dem Gemüse servieren.

Rote Bete Salat

KH 68g | EW 24g | F 16g | kcal 484

Zubereitungszeit:	*40 min*
Portionen:	*2*
Schwierigkeit:	*leicht*

Zutaten

- 800g Rote Bete
- 50g Linsen (rot)
- 40g Fetakäse
- 30g Walnüsse
- 5 Stängel Koriander
- 3 Orangen
- 2 EL Rapsöl
- Salz und Pfeffer

Zubereitung

1.) Die Rote Bete warm abwaschen. Licht gesalzenes Wasser in Topf geben und die Rote Bete etwa 35 Minuten zugedeckt darin köcheln lassen. Dann abgießen, abkühlen lassen und die Schale entfernen. In dünne Scheiben schneiden.

2.) Die Orangen heiß abwaschen, halbieren und auspressen. Falls nicht genug Flüssigkeit zusammenkommt mit Wasser auf 200ml auffüllen. Eine Pfanne erhitzen, dann Öl hineingeben. Die Korianderblätter in dem Öl anbraten. 200ml Wasser hinzugeben. Die Linsen ebenfalls hinzufügen und für 8 Minuten köcheln lassen. Abschmecken, mit dem Saft der Orangen ergänzen und bei starker Hitze für 2 Minuten einkochen lassen.

3.) Die Rote Bete anrichten und abschmecken. Die Linsenmischung darauf verteilen und den Fetakäse darüber krümeln. Die Walnüsse grob hacken und damit die Rote Bete garnieren.

Zucchini auf Thunfischboden

KH 7g | EW 60g | F 27g | kcal 492

Zubereitungszeit:	*40 min*
Portionen:	*2*
Schwierigkeit:	*leicht*

Zutaten

- 250g Thunfisch aus der Dose
- 125g Frischkäse (körnig)
- 100g Zucchini
- 70g Fetakäse
- 60g Frischkäse
- 2 Eier
- Pizzagewürz
- Salz und Pfeffer

Zubereitung

1.) Den Ofen auf 180°C Umluft vorheizen. Das Backblech mit Backpapier vorbereiten. Den Thunfisch in ein Sieb gießen und abtropfen lassen. Den körnigen Frischkäse und das Ei mit dem Thunfisch gründlich verkneten. Abschmecken.

2.) Sobald der Teig gleichmäßig verknetet ist, auf dem Backblech dünn ausrollen und für 15 Minuten backen lassen. Eine Pfanne erhitzen, etwas Öl hineingeben. Die Zucchini heiß abwaschen und in Scheiben schneiden. Dann in der Pfanne anbraten.

3.) Sobald der Teig fertig gebacken ist aus dem Ofen nehmen, etwas abkühlen lassen und dann mit dem Frischkäse bestreichen. Die gebratene Zucchini auf dem Frischkäse verteilen, abschmecken und erneut für 10 Minuten in den Backofen geben.

Leichte Thunfischwraps

KH 3g | EW 43g | F 32g | kcal 497

Zubereitungszeit:	*30 min*
Portionen:	*2*
Schwierigkeit:	*leicht*

Zutaten

- 125g Pizzakäse
- 25ml Olivenöl
- 10g Flohsamenschalen (beispielsweise über Amazon)
- 3 Eier
- 1 Dose Thunfisch
- 50g Feldsalat
- 20g Kräuterquark
- Kräuter nach Wahl
- Salz und Pfeffer

Zubereitung

1.) Den Backofen auf 175°C Umluft vorheizen. Ein Backblech mit Backpapier auslegen. Die Eier in einer kleinen Schüssel miteinander verquirlen. Den Pizzakäse mit dem Olivenöl in einer anderen Schüssel vermischen. Die Eier und die Flohsamenschalen mit untermischen und alles gründlich verrühren. Mit den Kräutern, Salz und Pfeffer abschmecken. Gleichmäßig auf dem Backblech verteilen. Einige Löcher in den Teig mit einer Gabel stechen. Für 8 Minuten backen lassen.

2.) Anschließend herausnehmen und kurz abkühlen lassen und in 4 gleich große Teile teilen. Den Salat in eine Sieb geben und gründlich abwaschen. Unter Umständen kleiner zupfen. Den Thunfisch abgießen.

3.) Dann die einzelnen Wraps mit dem Quark bestreichen, den Salat darauf verteilen und zu guter Letzt mit dem Thunfisch abrunden. Einrollen und fixieren.

snacks

Rosenkohlsalat

KH 28g | EW 9g | F 3g | kcal 168

Zubereitungszeit:	*30 min*
Portionen:	*2*
Schwierigkeit:	*leicht*

Zutaten

- 500g Rosenkohl
- 200g Blattsalat
- 4 TL Essig
- 2 TL Mandelblättchen
- 2 TL Parmesan
- 2 TL Senf
- 2 TL Honig
- etwas Rapsöl
- Salz und Pfeffer

Zubereitung

1.) Den Rosenkohl gründlich waschen, die Blätter abtrennen. Eine Pfanne erwärmen, Öl hineingeben und darin die Rosenkohlblätter für 5 Minuten anbraten. Die Blätter sind fertig sobald die Blätter zusammengefallen sind. Die Mandelblätter hinzugeben und anrösten. Abschmecken.

2.) Den Salat in einem Sieb heiß abwaschen und dann in kleine Stücke schneiden. Aus dem Senf, 2 EL Rapsöl, Essig und Honig ein Dressing mischen. Abschmecken.

3.) Den Salat mit dem Rosenkohl und den Mandeln servieren. Das Dressing darüber geben und dann mit Parmesan garnieren.

Chinakohlsalat

KH 15g | EW 29g | F 3g | kcal 200

Zubereitungszeit: *30 min*
Portionen: *2*
Schwierigkeit: *leicht*

Zutaten

- 300g Chinakohl
- 300g Joghurt
- 200g magere Putenbrust
- 2 TL Ahornsirup
- 2 TL Weißweinessig
- 2 TL Leinöl
- 1 Zitrone
- Salz und Pfeffer

Zubereitung

1.) Die Putenbrust in Stücke schneiden. Den Chinakohl lauwarm waschen und dann längs in kleine Stücke schneiden. Beides in eine Schüssel geben.

2.) Aus dem Joghurt, dem Ahornsirup, dem Weißweinessig und dem Leinöl ein Dressing mischen. Die Zitrone heiß abwaschen. Die Zitronenschale in die Schüssel reiben und den Saft hinein träufeln. Abschmecken und alles grünlich miteinander vermischen.

3.) Über den Salat geben und für 15 Minuten ziehen lassen.

Tomaten mit Joghurtfüllung

KH 16g | EW 11g | F 11g | kcal 202

Zubereitungszeit: *30 min*
Portionen: *2*
Schwierigkeit: *leicht*

Zutaten

- 300g Strauchtomaten
- 100g Schafskäse
- 75g Joghurt
- 1 Lauchzwiebel
- 1 Knoblauchzehe
- 1 Zitrone
- Salz und Pfeffer

Zubereitung

1.) Die Tomaten vom Strunk trennen, heiß abwaschen und dann die Deckel entfernen. Den Inhalt entnehmen und mit Salz bestreuen. Ein Küchenpapier auslegen und die Tomaten mit der Öffnung nach unten darauf verteilen.

2.) Den Schafskäse zerbröseln und unter den Joghurt mischen bis eine glatte Masse entsteht. Die Lauchzwiebeln gründlich abwaschen, fein würfeln und unter die Creme rühren. Die Schale der Knoblauchzehe entfernen und dann klein hacken. Die Zitrone heiß abwaschen und sowohl etwas abgeriebene Schale, als auch den Saft der Zitrone mit zu der Joghurtmasse geben. Mit Salz und Pfeffer abschmecken.

3.) Die vorbreiteten Tomaten umdrehen und gleichmäßig die Füllung hineingeben. Nach Belieben erneut nachwürzen und mit Kräutern oder etwas Zitrone garnieren. Kann entweder kalt oder warm genossen werden. Dafür einfach für 10 Minuten in den, auf 180°C Umluft, vorgeheizten Backofen geben.

Ziegenkäse mit Melone

KH 19g | EW 9g | F 11g | kcal 208

Zubereitungszeit: *30 min*
Portionen: *4*
Schwierigkeit: *leicht*

Zutaten

- 200g Ziegenkäse
- 3 EL Honig
- 2 Limetten
- 1 Honigmelone
- etwas Olivenöl
- etwas Pfeffer zum Verfeinern

Zubereitung

1.) Den Backofen in der Grillfunktion auf 170°C vorheizen. Die Melone schälen, halbieren und entkernen. Dann in Spalten schneiden. Auf einem Teller nach Belieben anrichten.

2.) Die Limetten heiß abwaschen, halbieren und dann den Saft einer Limette mit dem Honig vermischen. Den Ziegenkäse dünn mit Olivenöl bestreichen und etwas Pfeffer darüber geben. Wer es mag kann noch den Limettensaft darüber träufeln.

3.) Ein Backblech mit Backpapier auslegen und darauf den Ziegenkäse geben. Für 10 Minuten bei 180°C Umluft in den Backofen geben bis der Ziegenkäse goldbraun ist. Gegen Ende können nach Belieben die Melonenstücke hinzugegeben werden. Alles auf einem Teller anrichten und mit der Honig.-Limettenmischung garnieren.

Currygarnelen

KH 10g | EW 43g | F 7g | kcal 296

Zubereitungszeit:	*30 min*
Portionen:	*2*
Schwierigkeit:	*leicht*

Zutaten

- 400g Garnelen (essfertig)
- 150ml Fischfond
- 150ml Kochsahne
- 3 TL Currypulver nach Wahl
- 2 Zitronen
- 1 Knoblauchzehe
- 1 Zwiebel
- etwas Öl
- Salz und Pfeffer

Zubereitung

1.) Die Zwiebeln und den Knoblauch schälen und klein würfeln. Eine Pfanne erhitzen, Öl hineingeben und die Würfel anbraten. Mit dem Currypulver und dem Tomatenmark ergänzen.

2.) Mit dem Fischfond ablöschen. Die Kochsahne zum Aufgießen nutzen, dann für 7 Minuten köcheln und eindicken lassen. Eine zweite Pfanne erhitzen und Öl hineingeben. Währenddessen die Garnelen kurz waschen und dann scharf in dem Öl anbraten.

3.) Anschließend mit in die Suppe geben. Die Zitronen heiß abwaschen, die Schale in die Suppe reiben und mit dem Saft, Salz und Pfeffer gründlich abschmecken.

Herzhafte Windbeutel

KH 16g | EW 23g | F 15g | kcal 297

Zubereitungszeit: *40 min*
Portionen: *6*
Schwierigkeit: *leicht*

Zutaten

- 150g Mehl
- 80g Gewürzgurken
- 60g Butter
- 4 Eier
- 3 EL Crème fraîche
- 2 Frühlingszwiebeln
- 2 Dosen Thunfisch aus der Dose
- 2 EL Gurkenwasser
- Salz und Pfeffer

Zubereitung

1.) Den Backofen auf 180°C Umluft vorheizen. In einem Topf 250ml Wasser zum Kochen bringen. In das kochende Wasser die Butter und etwas Salz einrühren. Das Mehl hinzufügen und so lange rühren bis eine Art Teig entsteht. Diesen Teig aus dem Topf nehmen und dann die Eier unterrühren bis ein glatter Teig entsteht. Nun in einen Spritzbeutel geben und gleichmäßig Portionen auf dem Backpapier verteilen.

2.) Das Backblech in den Ofen geben und dort für 17 Minuten backen lassen. Dann abkühlen lassen. Den Thunfisch aus der Dose zupfen, mit dem Gurkenwasser und der Crème fraîche vermischen. Die Lauchzwiebeln gründlich waschen und in schmale Streifen schneiden. Die Gurken dem Glas entnehmen, würfeln und mit in die Thunfischmischung geben. Abschmecken. Die Windbeutel aufschneiden und die Thunfischcreme darauf verteilen. Die Frühlingszwiebeln zum Garnieren nutzen.

Salat aus Kichererbsen

KH 35g | EW 14g | F 10g | kcal 299

Zubereitungszeit: *20 min*
Portionen: *4*
Schwierigkeit: *leicht*

Zutaten

- 500g Kichererbsen
- 120g Fetakäse
- 2 TL mittelscharfen Senf
- 2 TL Ahornsirup
- 1 Granatapfel
- etwas Olivenöl
- Salz und Pfeffer

Zubereitung

1.) Die Kichererbsen durch ein Sieb abgießen. Dann mit lauwarmen Wasser abwaschen. Mit einem Küchentuch abtupfen.

2.) Den Fetakäse ebenfalls abgießen und dann in Würfel schneiden. In einer Schüssel nun die beiden Zutaten miteinander vermengen. Den Granatapfel halbieren, die Kerne entfernen und zu der Fetamischung geben.

3.) Aus dem Ahornsirup, dem Senf und dem Öl ein Dressing herstellen. Mit Salz und Pfeffer abschmecken. Über die Kicherebsen-Fetamischung geben und alles gut miteinander vermengen.

Spargel auf Baguette

KH 36g | EW 20g | F 10g | kcal 330

Zubereitungszeit: *20 min*
Portionen: *2*
Schwierigkeit: *leicht*

Zutaten

- 150g Vollkornbaguette
- 80g Frischkäse
- 60g Prosciutto
- 40g Rucola
- 6 Spargelstangen (grün)
- etwas Olivenöl
- Salz und Pfeffer

Zubereitung

1.) Das Vollkornbaguette unter Umständen kurz in den Ofen geben und noch ein wenig aufbacken lassen. Sonst schräg in Scheiben schneiden. Eine Pfanne erwärmen, Öl hineingeben und darin kurz die Brotscheiben anbraten. Dann entnehmen.

2.) Die Spargelstangen abwaschen und dann in die Pfanne geben und für 2 Minuten anbraten. Den Frischkäse auf den fertigen Brotscheiben verteilen, mit Salz und Pfeffer abschmecken. Den Rucola gründlich abwaschen, halbieren und dann auf den Frischkäse legen.

3.) Den Spargel mit dem Proscuitto umwickeln und dann mit auf den Baguettescheiben platzieren. Nach Belieben kann der Schinken auch kurz erwärmt werden.

Zucchini-Schnitten

KH 11g | EW 28g | F 23g | kcal 362

Zubereitungszeit:	*15 min*
Portionen:	*3*
Schwierigkeit:	*leicht*

Zutaten

- 2 große Zucchini
- 200g Ricotta
- 150g Parmesan
- 4 Stängel Petersilie
- 1 Zitrone
- etwas Olivenöl
- Salz und Pfeffer

Zubereitung

1.) Die Blätter von der Petersilie entfernen, abwaschen und klein hacken. Die Zucchini mit heißem Wasser abwaschen. Danach die Enden entfernen und dann der Länge nach in Scheiben schneiden. Den Parmesan mit einer Reibe reiben.

2.) Den Ricotta mit dem Parmesan und der gehackten Petersilie mischen. Die Zitrone heiß abwaschen, ausdrücken und mit unter die Masse rühren. Abschmecken.

3.) Eine Pfanne erhitzen und sobald diese warm ist Öl hineingeben. Die Zucchinistreifen portionsweise hineingeben und von beiden Seiten anbraten. Aus der Pfanne nehmen und mit der soeben hergestellten Masse großzügig bestreichen. Nach Belieben noch einmal teilen. Zum besseren Halt, kann man Zahnstocher zur Fixierung zu nutzen.

Herzhafte Muffins

KH 41g | EW 23g | F 21g | kcal 448

Zubereitungszeit:	*40 min*
Portionen:	*4*
Schwierigkeit:	*leicht*

Zutaten

- 200g Aubergine
- 200g Filo-Teig
- 100g Crème fraîche
- 100ml Milch (1,5% Fett)
- 30g Parmesan
- 12 Garnelen (essfertig)
- 4 Eier
- 2 Paprika (rot und gelb)
- 1 Zucchini
- etwas Olivenöl
- Salz und Pfeffer
- Muffin Formen

Zubereitung

1.) Die Aubergine heiß abspülen, grob würfeln und gut salzen. Paprika und Zucchini ebenfalls waschen, beides würfeln. In einer Pfanne mit Öl die Aubergine von allen Seiten kross anbraten. Entnehmen und nun Paprika und Zucchini anbraten. Die Garnelen abwaschen und kurz mit in der Pfanne anbraten.

2.) Den Ofen auf 180°C vorheizen. In einer Schüssel Eier, Milch Crème fraîche und Käse vermengen, kräftig abschmecken. Den Teig ausrollen und in etwa 12cm große Quadrate schneiden. Ein Teigquadrat in jede Form legen, dünn mit Olivenöl bestreichen, ein weiteres Teigquadrat darauf legen, wieder bestreichen und das noch einmal wiederholen. Gemüse und Garnelen in die Form geben, mit der Eiermilch bedecken und für 20 Minuten backen lassen.

Desserts

Pfirsichtarte mit Kokosraspeln

KH 32g | EW 3g | F 10g | kcal 226

Zubereitungszeit: *50 min*
Portionen: *12*
Schwierigkeit: *mittel*

Zutaten

- 600g Pfirsiche
- 200g Mehl
- 120g Margarine
- 70g Zucker
- 60g Pfirsich-Marmelade
- 30g Kokosraspeln
- 2 Päckchen Vanillezucker
- 1 Päckchen Tortengusspulver (klar)

Zubereitung

1.) Den Backofen auf 180°C Umluft vorheizen. Eine runde Backform einfetten. Mehl, Margarine, 50g Zucker, 10g Kokosraspel und Vanillezucker gründlich miteinander vermengen. Etwas Wasser hinzugeben und dann so lange kneten bis ein glatter Teig entsteht. Den Teig in der Backform ausrollen und dann mit einer Gabel etwas einstechen. Für etwa 25 Minuten in dem Backofen backen.

2.) Sobald der Boden fertig ist aus dem Ofen nehmen und etwas abkühlen lassen. Die Pfirsich-Marmelade mit den restlichen Kokosraspeln vermengen und damit den Boden einstreichen. Die Pfirsiche gründlich waschen, den Kern entfernen und dann in dünne Scheiben schneiden. Die Scheiben fächerartig auf dem Tortenboden verteilen. In einer Schüssel das Tortengusspulver mit dem restlichen Zucker und etwas Wasser vermengen. Die Mischung kurz aufkochen lassen und dann gleichmäßig über die Pfirsiche gießen. Für 15 Minuten abkühlen lassen und dann genießen.

Erdbeermilchreis

KH 21g | EW 8g | F 10g | kcal 231

Zubereitungszeit: *15 min*
Portionen: *2*
Schwierigkeit: *leicht*

Zutaten

- 300g Erdbeeren
- 200ml Milch (1,5% Fett)
- 125g Milchreis
- 20g Walnüsse
- 2 TL Honig
- etwas Zimt

Zubereitung

1.) Die Milch in einem Topf erwärmen. Den Reis mit einrühren und dann für 5 Minuten köcheln lassen. Mit Honig abschmecken.

2.) Die Walnüsse klein hacken. Die Erdbeeren in einem Sieb mit lauwarmen Wasser abwaschen. Die Stiele entfernen und dann in Würfel schneiden.

3.) Sobald der Milchreis fertig ist in Schüsseln aufteilen und mit den Erdbeeren garnieren. Mit Zimt abschmecken.

Quarkkuchen mit Himbeersoße

KH 31g | EW 17g | F 5g | kcal 233

Zubereitungszeit: *40 min + Ruhezeit*
Portionen: *6*
Schwierigkeit: *schwer*

Zutaten

- 500g Magerquark
- 300g Apfelmus
- 250g Himbeeren
- 75g Haferflocken
- 20g Honig
- 20g Leinsamen
- 6 Blatt Gelatine
- 3 Butterkekse
- 1 EL Backkakao
- 1 Ei

Zubereitung

1.) Den Backofen auf 160°C Umluft vorheizen und eine Backform einfetten. Die Kekse mit 60g Haferflocken zerkleinern bis eine mehlähnliche Konsistenz entsteht. Mit dem Backkakao, dem Ei und 120g Apfelmus verrühren bis ein glatter Teig entsteht. In der Auflaufform für etwa 20 Minuten backen lassen.

2.) In einer Schüssel mit kaltem Wasser füllen die Gelatine einweichen lassen, ausdrücken, in einen Topf geben und schmelzen lassen. Den Magerquark mit dem Rest Apfelmus vermengen und zu der Gelatine geben. Auf dem fertigen Boden die Gelatinecreme verteilen, über Nacht in den Kühlschrank geben. In einer Pfanne Honig schmelzen lassen, Beeren hinzufügen und für 5 Minuten köcheln lassen. Die Haferflocken und die Leinsamen zerkleinern, ebenfalls mit in die Pfanne geben. Mit 200ml Wasser ablöschen bis die gewünschte Konsistenz erreicht ist. Gemeinsam servieren.

Haferbrei mit Honig

KH 52g | EW 7g | F 4g | kcal 262

Zubereitungszeit: *20 min*
Portionen: *1*
Schwierigkeit: *leicht*

Zutaten

- 300ml Wasser
- 50g Haferflocken
- 1 gehäuften TL Kaffeepulver
- 10g Cranberries
- 2 EL Honig
- etwas Zimt

Zubereitung

1.) In einem Topf das Wasser erwärmen. Die Haferflocken ebenfalls hineingeben und dann aufkochen lassen. Unter Rühren köcheln lassen für 7 Minuten.

2.) Das Kaffeepulver anschließend mit einrühren. Bis eine glatte Masse entsteht. Falls die Konsistenz noch nicht zufriedenstellend sein sollte, einfach noch etwas weiter köcheln lassen.

3.) Mit dem Zimt abschmecken. Mit dem Honig süßen. Servieren und mit den Cranberries garnieren.

Beerenkuchen

KH 31g | EW 15g | F 10g | kcal 281

Zubereitungszeit: *30 min*
Portionen: *2*
Schwierigkeit: *leicht*

Zutaten

- 140g Blaubeeren
- 4 EL Haferflocken
- 4 EL Chia Samen
- 2 EL Magerquark
- 2 Eier
- 2 EL Eiweißpulver
- 1 Banane
- etwas Zimt
- etwas Ahornsirup

Zubereitung

1.) Die Beeren in ein Sieb geben und unter lauwarmen Wasser abwaschen. Kein heißes Wasser verwenden, da es ansonsten sein kann, dass die Beeren matschig werden. Die Schale der Banane entfernen und dann in Scheiben schneiden. In einer Schüssel die Banane, mit den Eiern und dem Magerquark vermischen Die Chia Samen mit untermischen bis ein glatter Teig entsteht. Für 10 Minuten stehen lassen, damit die Chia Samen quellen können.

2.) Eine Pfanne mit guter Beschichtung erwärmen und dann Portionsweise den Teig hineingeben und kleine Pfannkuchen formen. Von beiden Seiten anbraten bis beide goldbraun sind.

3.) Danach aus der Pfanne nehmen und mit dem Ahornsirup und den Beeren garnieren. Zu guter Letzt mit dem Zimt abschmecken.

Zimtbanane

KH 60g | EW 6g | F 12g | kcal 329

Zubereitungszeit:	*10 min*
Portionen:	*2*
Schwierigkeit:	*leicht*

Zutaten

- 2 Bananen
- 1 Becher griechischen Joghurt
- 1 EL Butter
- 1 TL Gojibeeren
- etwas Zimt

Zubereitung

1.) Den Joghurt in eine Schüssel geben und mit etwas Zimt vermengen. Die Schale der Bananen entfernen und längs halbieren. Gegebenenfalls in der Mitte teilen. Mit der Butter gründlich einschmieren und in etwas Zimt wälzen.

2.) Eine Pfanne erwärmen, Öl hineingeben und dann die Bananenstücke für etwa 2 Minuten pro Seite anbraten.

3.) Die fertigen Bananenstücke mit zu dem Joghurt geben und mit den Gojibeeren garnieren. Wer es süßer mag kann mit Agavendicksaft oder etwas Honig süßen.

Scones

KH 47g | EW 10g | F 12g | kcal 334

Zubereitungszeit:	*30 min*
Portionen:	*10*
Schwierigkeit:	*leicht*

Zutaten

- 400g Mehl
- 300ml Buttermilch
- 300g Müsli (hier: Haferflocken)
- 100g Butter
- 40g Zucker
- ½ Päckchen Backpulver
- etwas Salz
- etwas Milch

Zubereitung

1.) Das Mehl in eine Schüssel geben. Mit dem Zucker und dem Backpulver vermengen. Eine Prise Salz hinzufügen. Die Butter in Würfel schneiden und ebenfalls untermischen.

2.) Mit der Buttermilch aufgießen und zu einem einheitlichen Teig verrühren. Zu guter Letzt dem Teig die Haferflocken hinzugeben.

3.) Den Backofen auf 180°C Umluft vorheizen und den Teig in gleichgroßen Portionen auf einem mit Backpapier ausgelegtem Backblech verteilen, sodass Haufen entstehen. Die Haufen mit etwas Milch bestreichen und dann für 20 Minuten backen lassen.

Pfannkuchen mit Beeren

KH 25g | EW 14g | F 20g | kcal 346

Zubereitungszeit: *25 min*
Portionen: *2*
Schwierigkeit: *leicht*

Zutaten

- 50g Dinkelmehl
- 50g Mandelmehl
- 40g gemischte Beeren
- 15g Kokosmehl
- 10g Schokolade
- 1 Ei
- 130ml Wasser
- 4 EL Naturjoghurt
- 5g Puderzucker
- etwas Meersalz

Zubereitung

1.) In einer Schüssel das Mandelmehl, Dinkelmehl und Kokosmehl miteinander vermengen. Das Ei, Salz und das Wasser hinzugeben und miteinander zu einem glatten Teig vermischen.

2.) Eine Pfanne mit guter Beschichtung erhitzen. Sobald die Pfanne heiß ist den Teig mit einer Kelle portionsweise in die Pfanne geben. Dünn in die Pfanne geben und nach 2 Minuten einmal wenden. Dann abkühlen lassen.

3.) Die Schokolade schmelzen. Die Beeren gründlich abwaschen und in mundgerechte Stücke teilen. Den Joghurt gleichmäßig auf den Pfannkuchen verteilen.

4.) Die Beeren gleichmäßig auf den Joghurt geben und in dem Pfannkuchen einrollen. Mit der geschmolzenen Schokolade und dem Puderzucker garnieren.

Schokopizza mit Erdbeeren

KH 45g | EW 15g | F 12g | kcal 347

Zubereitungszeit: *30 min*
Portionen: *2*
Schwierigkeit: *leicht*

Zutaten

- 100g Erdbeeren
- 60g Haferflocken
- 10g Zartbitterschokolade
- 2 Eier
- 2 EL Honig
- 2 EL Magerquark
- 2 EL Dinkelmehl
- 1 Banane
- 1 TL Zimt

Zubereitung

1.) Den Magerquark in einer Schüssel mit den Eiern, dem Dinkelmehl und den Haferflocken vermischen. Die Banane mit einer Gabel zerdrücken und zu der Quarkmasse geben. Mit Zimt und Honig abschmecken. Alles mithilfe eines Mixers zu einem Teig verarbeiten.

2.) Auf einem Backblech Backpapier auslegen und den Teig darauf ausrollen. Die Schokolade klein hacken. Die Erdbeeren heiß abwaschen, die Stiele entfernen und in schmale Streifen schneiden. Auf dem ausgerollten Teig verteilen und die gehackte Zartbitterschokolade darüber verstreuen. Bei 180°C für 15 Minuten backen lassen.

Quark mit Kiwipüree

KH 45g | EW 25g | F 8g | kcal 352

Zubereitungszeit: *50 min*
Portionen: *2*
Schwierigkeit: *leicht*

Zutaten

- 300g Magerquark
- 100g Naturjoghurt
- 40g Zucker
- 15ml Kondensmilch
- 2 Kiwis
- 2 EL Mandeln (gemahlen)
- etwas Vanillearoma

Zubereitung

1.) Den Magerquark in eine Schüssel geben. Den Joghurt hinzufügen und beides miteinander vermengen. Damit die Konsistenz cremiger wird die Kondensmilch mit einrühren. Zu guter Letzt mit 20g Zucker süßen. Alles miteinander vermengen und dann kalt stellen.

2.) Die Schale der Kiwis entfernen und dann das Fruchtfleisch grob würfeln. Gemeinsam mit 15g Zucker in einen Mixer geben und zu einem Püree verarbeiten. Wer es etwas saurer mag, kann auch noch etwas Zitronensaft hinzufügen.

3.) Eine gut beschichtete Pfanne erwärmen, die Mandeln hineingeben, den Zucker hinzufügen und karamellisieren lassen. Anschließend der Pfanne entnehmen und auf einem Backpapier auskühlen lassen.

4.) In ein Glas oder eine Schüssel die Quarkcreme geben. Das Kiwipüree darauf geben und mit den karamellisierten Mandeln garnieren.

Kokosauflauf

KH 24g | EW 20g | F 20g | kcal 356

Zubereitungszeit: *70 min*
Portionen: *4*
Schwierigkeit: *leicht*

Zutaten

- 15 Raffaelos oder vergleichbares Konfekt
- 500g Magerquark
- 150g Kokos-Joghurt
- 50g Himbeeren
- 2 EL Kokosflocken
- etwas Löffelbiskuit
- etwas Milch

Zubereitung

1.) Die Raffaelos auspacken und in eine Plastiktüte geben. Dann mit einem Topf, Nudelholz oder vergleichbarem zerdrücken. Den Magerquark in eine Schüssel geben und gemeinsam mit dem Joghurt vermengen. Etwas Milch hinzugeben, damit die Creme geschmeidiger wird.

2.) Nun die Raffaelos mit unter die Creme mischen. Eine Auflaufform vorbreiten und darin eine Lage mit den Löffelbiskuits ausbreiten. Dann die Beeren darauf großzügig verteilen und zu guter Letzt mit der Creme abdecken.

3.) Für etwa 1 Stunde in den Kühlschrank geben, damit die Zutaten gemeinsam ziehen können. Anschließend die Kokosflocken darüber geben und dann servieren.

Ravioli mit Blaubeerfüllung

KH 70g | EW 14g | F 4g | kcal 375

Zubereitungszeit: *60 min*
Portionen: *4*
Schwierigkeit: *leicht*

Zutaten

- 500g Blaubeeren
- 350g Mehl
- 125ml Wasser
- 1 EL Zucker
- 1 TL Speisestärke
- 1 Ei
- etwas Salz

Zubereitung

1.) 125ml Wasser zum Kochen bringen. Das Mehl in eine Schüssel geben, in der Mitte eine Mulde bilden, das kochende Wasser hinein geben und miteinander vermengen. Abkühlen lassen, das Ei hinzufügen und 10 Minuten kneten, bis ein glatter Teig entstanden ist. In einem Tuch für 30 Minuten ruhen lassen.

2.) Die Beeren in ein Sieb geben und warm abwaschen. Mit einem Küchentuch abtupfen und dann mit dem Zucker und der Speisestärke vermischen. Nach der Ruhezeit den Teig auf einer bemehlten Arbeitsfläche ausrollen und dann gleichmäßige Kreise ausstechen. Die Beeren auf den Kreisen gleichmäßig verteilen und dann zusammenklappen und mit einer Gabel festdrücken.

3.) So lange immer wieder neu verkneten und ausrollen bis der ganze Teig aufgebraucht ist. In einem Topf Wasser zum Kochen bringen und dann portionsweise die Teigtaschen hineingeben und für etwa 3 Minuten kochen lassen. Anschließend mit den restlichen Blaubeeren anrichten. Nach Belieben mit etwas Zimt abschmecken.

Waffeln mit Beeren

KH 59g | EW 18g | F 13g| kcal 424

Zubereitungszeit: *15 min*
Portionen: *2*
Schwierigkeit: *leicht*

Zutaten

- 90g Haferflocken
- 90ml Milch (1,5% Fett)
- 85g Frischkäse
- 80g Blaubeeren
- 50g Naturjoghurt
- 8g Honig
- 1 Ei
- 1 Banane
- Etwas Zimt

Zubereitung

1.) Das Waffeleisen vorbreiten. Die Schale der Banane entfernen, ¾ in kleine Stücke schneiden und den Rest in normale Scheiben.

2.) In einer Schüssel die Haferflocken mit der Hälfte des Honigs vermengen. Die kleinen Bananenstückchen untermischen. Mit der Milch, dem Ei und dem Frischkäse ergänzen, alles gründlich miteinander vermischen. Mit Zimt abschmecken.

3.) Sobald ein glatter Teig entstanden ist portionsweise in das Waffeleisen geben und so lange backen bis die Waffeln von beiden Seiten goldbraun sind. Die Blaubeeren/ gemischten Beeren in einem Sieb lauwarm abwaschen und dann gemeinsam mit dem Joghurt und dem restlichen Honig auf den Waffeln servieren. Den Joghurt könnte man alternativ auch schon vorher unter den Teig mischen.

Kartoffelwaffeln

KH 49g | EW 27g | F 13g | kcal 431

Zubereitungszeit: *30 min*
Portionen: *2*
Schwierigkeit: *leicht*

Zutaten

- 200g Kartoffeln
- 140g Magerquark
- 70g Dinkelvollkornmehl
- 60g Frischkäse
- 40ml Milch
- 6 Radieschen
- 2 Eier
- ½ Zwiebel
- Kräuter nach Wahl
- Salz und Pfeffer

Zubereitung

1.) Kartoffeln schälen und in einem Topf mit gesalzenem Wasser für 25 Minuten garen. Abgießen und dann zerstampfen. Den Kartoffelstampf mit den Eiern, 70g des Magerquarks, der Milch und dem Mehl mischen. Die Zwiebel schälen und klein hacken. Ebenfalls mit zu der Masse geben. Mit den Kräutern nach Wahl ergänzen und alles gründlich miteinander vermischen. Abschmecken.

2.) Das Waffeleisen vorbereiten, mit Öl einschmieren und dann Portionsweise den Teig hineingeben und die Waffeln backen. Den Frischkäse mit dem restlichen Quark mischen und würzen. Die Radieschen abwaschen und in dünne Scheiben schneiden. Unter die Mischung geben und dann auf der Waffel servieren.

Erdbeerrolle

KH 62g | EW 28g | F 9g | kcal 441

Zubereitungszeit: *30 min + 120 min Kühlzeit*
Portionen: *4*
Schwierigkeit: *mittel*

Zutaten

- 500g Magerquark
- 250g Erdbeeren
- 120g Zucker
- 100g Mehl
- 4 Eier
- 3 EL Espresso (stark, lauwarm)
- 2 EL Mandelsirup
- 1 ½ EL Backkakao
- 1 Limette
- 1 Packung Vanillezucker
- ½ Packung Sofortgelatine (weiß)
- 1 Prise Salz

Zubereitung

1.) Den Backofen auf 180°C Umluft vorheizen. Die Eier trennen. Das Eiweiß mit dem Salz steif schlagen. In einer weiteren Schüssel das Eigelb mit dem lauwarmen Espresso und 100g Zucker vermengen. Zu dem Eigelb das Mehl und das Kakaopulver hinzufügen. Beides vermischen bis ein glatter Teig entstanden ist, Gleichmäßig auf einem Backblech verteilen. Für 11 Minuten backen lassen.

2.) Ein sauberes Küchentuch auf der Arbeitsfläche auslegen. Darauf den restlichen Zucker verteilen. Sobald der Teig fertig gebacken ist, das Backpapier nehmen und damit den Boden auf das Küchentuch stürzen. Sofort aufrollen und auskühlen lassen.Limette heiß abwaschen, die Schale abreiben und auspressen. Die Erdbeeren ebenfalls waschen, in Würfel schneiden. Den Limettensaft mit der Gelatine und dem Vanillezucker vermengen. Den Quark, die Limettenschale, Erdbeeren und das Mandelsirup mit untermischen. Den Teig ausrollen, die Creme gleichmäßig darauf verteilen, wieder einrollen und für etwa 2 Stunden kalt stellen.

grüne smoothies

Papaya-Chicorée-Smoothie

KH 21g | EW 3g | F 1g | kcal 95

Zubereitungszeit: *20 min*
Portionen: *3*
Schwierigkeit: *leicht*

Zutaten

- 300ml Wasser
- 100g Spinat
- 1 Apfel
- ½ Papaya
- ½ Orange
- ½ Fenchelknolle mit Grün
- 1 Chicorée
- etwas Kresse

Zubereitung

1.) Die Früchte unter warmen Wasser abwaschen. Den Apfel halbieren und das Kerngehäuse entfernen. Die Papaya ebenfalls halbieren, die Kerne und die Schale entfernen und dann in grobe Stücke schneiden. Die Schale der Orange entfernen und dann ebenfalls grob würfeln. Alles in den Mixer geben und klein mixen.

2.) Den Fenchel und den Chicorée waschen und ebenfalls grob zerkleinern. Mit in den Mixer geben. Zu guter Letzt den Spinat abwaschen und in den Mixer geben. Das Ganze mit dem Wasser auffüllen bis eine gute Konsistenz nach Belieben entstanden ist.

3.) Die Kresse abwaschen und damit den fertigen Smoothie garnieren.

Spinat-Dattel-Smoothie

KH 40g | EW 3g | F 1g | kcal 157

Zubereitungszeit: *20 min*
Portionen: *2*
Schwierigkeit: *leicht*

Zutaten

- 1 Banane
- 1 Apfel
- 1 Zitrone
- 1 EL Honig
- 1 Handvoll Spinat
- 4 entkernte Datteln
- ½ Fenchelknolle
- 3cm einer Ingwerknolle
- 200ml Wasser

Zubereitung

1.) Die Schale der Banane entfernen und dann in Scheiben schneiden. Den Apfel gründlich waschen, vierteln. Dann das Kerngehäuse entfernen und würfeln. Die Schale wegen der Nährstoffe unbedingt am Apfel lassen. Beides in den Mixbehälter geben.

2.) Den Fenchel abwaschen, zurecht schneiden und ebenfalls in den Mixbehälter geben. Die Zitrone heiß abwaschen. Die Schale mit eine Reibe in den Behälter reiben und die Zitrone ausdrücken. Nun noch die Datteln und den Honig hinzugeben und alles gründlich miteinander verrühren.

3.) Den Ingwer schälen und klein hacken. Gemeinsam mit dem Wasser und dem Spinat in den Mixer geben und so lange mixen bis alle Zutaten klein sind und ein einheitlicher Smoothie entstanden ist.

Feldsalat-Smoothie

KH 39g | EW 6g | F 1g | kcal 162

Zubereitungszeit: *10 min*
Portionen: *1*
Schwierigkeit: *leicht*

Zutaten

- 100g Feldsalat
- 100g Rucola
- 5 Datteln (essfertig)
- 50ml Sencha Grüntee
- 1 Zitrone
- etwas Zimt

Zubereitung

1.) Die beiden Salate nacheinander in ein Sieb geben und abwaschen. Dann halbieren und in dem Mixer pürieren. Die Datteln hinzugeben und mit zerkleinern.

2.) Wasser in einem Wasserkocher zum Kochen bringen und dann einen grünen Sencha Teebeutel in 50ml kochendem Wasser fertig machen. Den fertigen Tee abkühlen lassen oder heiß in den Smoothie geben.

3.) Die Zitrone heiß abwaschen und dann mithilfe einer Reibe etwas Schale in den Smoothie reiben. Den Saft anschließend komplett reingeben. Mit etwas Zimt garnieren und alle Zutaten gründlich vermischen.

Spitzkohl-Apfel-Smoothie

KH 47g | EW 2g | F 1g | kcal 181

Zubereitungszeit:	*15 min*
Portionen:	*2*
Schwierigkeit:	*leicht*

Zutaten

- 2 Händevoll Spitzkohl
- 2 säuerliche Äpfel
- 1 Bund Petersilie
- 1 reife Banane
- 3 getrocknete Datteln
- 1 Stück Ingwer
- 1 Chili
- 2 TL Meersalz
- etwas Wasser

Zubereitung

1.) Den Spitzkohl in einem Sieb gründlich waschen und halbieren. Die Äpfel ebenfalls waschen und die Kerngehäuse entfernen. Dann in Würfel schneiden. Beides in den Mixbehälter geben und miteinander mixen.

2.) Die Petersilie waschen und klein hacken. Die Banane schälen und dann in grobe Scheiben schneiden. Gemeinsam mit der Petersilie und den Datteln in den Mixbehälter geben. Den Ingwer schälen und in die Mischung reiben. Die Chili durch eine Chilimühle geben oder falls keine zur Hand sein sollte fein hacken. Dabei bei der Dosierung darauf achten wie viel Schärfe man verträgt.

3.) Nachdem alle Zutaten gründlich miteinander vermischt sind etwas Wasser hinzugeben, damit der Smoothie nicht zu dickflüssig wird und mit dem Meersalz garnieren.

Fruchtiger Salat Smoothie

KH 42g | EW 3g | F 1g | kcal 184

Zubereitungszeit: *20 min*
Portionen: *2*
Schwierigkeit: *leicht*

Zutaten

- 2 Handvoll Feldsalat
- 1 Handvoll Romanasalat
- ½ Gurke
- 3 säuerliche Äpfel
- 1 Stück Ingwer
- 1 Blutorange
- 1 Zitrone
- etwas Wasser

Zubereitung

1.) Die beiden Salatsorten in ein Sieb geben und gründlich unter heißem Wasser abwaschen. Danach halbieren. Die Gurke ebenfalls abwaschen und dann die Hälfte klein würfeln. Die Schale wegen der Nährstoffe am besten dran lassen.

2.) Die Äpfel abwaschen und vierteln. Dann das Kerngehäuse entfernen und klein schneiden. Den Ingwer schälen und klein hacken. Die Blutorange waschen, schälen und ebenfalls klein schneiden. Alle Zutaten in den Mixbehälter geben und klein mixen.

3.) Die Zitrone heiß abwaschen und die Schale mithilfe einer Reibe in die Mischung reiben. Den Saft der Zitrone auspressen und das Ganze gegebenenfalls mit Wasser verdünnen. Der Smoothie ist fertig sobald ein einheitlicher, glatter Smoothie entstanden ist.

Papayatraum

KH 40g | EW 4g | F 6g | kcal 213

Zubereitungszeit:	*15 min*
Portionen:	*2*
Schwierigkeit:	*leicht*

Zutaten

- 150g Papaya
- 1 Apfel
- 1 Clementine
- 1 Zitrone
- 2 EL Honig
- 2 EL Sonnenblumenkerne
- etwas Zimt

Zubereitung

1.) Eine beschichtete Pfanne erhitzen und darin die Sonnenblumenkerne anrösten. Die Schale der Clementine entfernen und die Stücke gegebenenfalls halbieren.

2.) Den Apfel heiß abspülen, halbieren und das Kerngehäuse entfernen. Anschließend in schmale Spalten schneiden. Die Papaya schälen und in mundgerechte Würfel schneiden.

3.) Alle geschnittenen Früchte auf 2 Schüsseln verteilen. Mit Honig garnieren und die Sonnenblumenkerne darüber geben. Mit Zimt abschmecken.

4.) Die Zitrone heiß abwaschen und dann etwas Schale über die Fruchtmischung geben. Mit dem Saft der Zitrone nach Belieben abrunden.

Blattspinat-Ananas-Smoothie

KH 52g | EW 2g | F 1g | kcal 224

Zubereitungszeit: *10 min*
Portionen: *4*
Schwierigkeit: *leicht*

Zutaten

- 500g Ananas
- 150g Blattspinat
- 150g Salatgurke
- 4 Bananen
- 4 TL Chia Samen
- Etwas Zimt

Zubereitung

1.) Die Schale der Bananen entfernen und die Frucht klein matschen. Die Gurke gründlich waschen und in Scheiben schneiden. Die Schale der Anans entfernen, halbieren, den Strunk entfernen und das Fruchtfleisch grob würfeln. Die Ananaswürfel mit der Gurke, den Bananen und dem Blattspinat in einen Mixer geben.

2.) Danach die Chia Samen mit hinein mischen und in dem Smoothie quellen lassen. Mit dem Zimt garnieren.

Mangold-Cranberry-Smoothie

KH 60g | EW 2g | F 1g | kcal 228

Zubereitungszeit: *10 min*
Portionen: *1*
Schwierigkeit: *leicht*

Zutaten

- 100g Mangold
- 1 Birne
- 2 Händevoll Cranberries
- Wasser zum Auffüllen

Zubereitung

1.) Den Mangold in ein Sieb geben und heiß auswaschen. Dann im Mixer zerkleinern. Die Birne ebenfalls waschen, halbieren, das Kerngehäuse entfernen und dann in Würfel schneiden. Mit in dem Mixer zerkleinern.

2.) Sobald beide Zutaten miteinander vermengt sind, die Cranberries dazugeben und dann mit Wasser zur gewünschten Konsistenz verdünnen.

Melonen Smoothie

KH 63g | EW 4g | F 1g | kcal 258

Zubereitungszeit: *10 min*
Portionen: *2*
Schwierigkeit: *leicht*

Zutaten

- 200ml Wasser
- 4 Kiwis
- 4 getrocknete Datteln
- 1 Honigmelone
- 1 Limette
- frische Minze

Zubereitung

1.) Die Melone schälen, die Kerne entfernen und dann in grobe Würfel schneiden. In einen Mixer geben und zu Püree verarbeiten. Die Kiwis schälen, ebenfalls würfeln. Mit in den Mixer geben und beides gründlich vermischen.

2.) Das Püree mit dem Wasser aufgießen und somit nach Belieben verdünnen. Die Minzblätter heiß waschen und damit dann den Smoothie garnieren. Wer es mag kann auch schon vorher Minzblätter mit in den Smoothie mixen.

Grünkohl-Avocado-Smoothie

KH 34g | EW 8g | F 21g | kcal 313

Zubereitungszeit:	*10 min*
Portionen:	*1*
Schwierigkeit:	*leicht*

Zutaten

- 150g Grünkohl
- 1 Avocado
- 10g Basilikum
- 1 Limette
- Wasser zum Auffüllen

Zubereitung

1.) Den Grünkohl abwaschen, die Blätter etwas kleiner zupfen und dann in den Mixer geben. Die Avocado ebenfalls waschen. Die Schale entfernen, halbieren und den Kern entfernen. Das Fruchtfleisch grob würfeln und in den Mixer geben. Nach Belieben etwas Salz hinzugeben.

2.) Die Basilikumblätter abzupfen, abwaschen und dann mit in dem Mixer zerkleinern. Nach Belieben nun mit Wasser auffüllen. Die Limette heiß abwaschen, halbieren und den Saft in den Smoothie geben. Für mehr Geschmack mit einer Reibe noch die Schale in den Smoothie reiben. So lange mixen bis ein einheitlicher Smoothie entstanden ist.

Ananas-Avocado-Smoothie

KH 60g | EW 5g | F 10g | kcal 314

Zubereitungszeit: *20 min*
Portionen: *2*
Schwierigkeit: *leicht*

Zutaten

- 1 Handvoll Löwenzahn
- 2 Stangen Staudensellerie
- ½ reife Ananas
- 1 Banane
- ½ Avocado
- 1 Stück Ingwer
- etwas Wasser

Zubereitung

1.) Den Löwenzahn in ein Sieb geben und heiß abwaschen. Den Sellerie ebenfalls waschen und dann in kleine Würfel schneiden. Beides in den Mixbehälter geben. Wenn die Ananas aus der Dose kommt die Stücke gemeinsam mit dem Saft in den Behälter geben. Bei einer ganzen Frucht die Schale und den Strunk entfernen, die Hälfte des Fruchtfleisches würfeln und in den Mixbehälter geben.

2.) Die Schale von der Banane entfernen und dann in groben Stücken mit zu der Ananasmischung geben. Den Ingwer schälen und klein hacken. Die Avocado waschen, halbieren und die Schale und den Kern entfernen. Ebenfalls die eine Hälfte klein schneiden und gemeinsam mit dem Ingwer in den Behälter geben.

3.) Alles gründlich durchmixen bis ein glatter Smoothie entstanden ist. Gegebenenfalls etwas Wasser hinzugeben. Nach Belieben mit etwas Zimt garnieren.

Banane-Brokkoli-Smoothie

KH 81g | EW 7g | F 6g | kcal 350

Zubereitungszeit:	*10 min*
Portionen:	*1*
Schwierigkeit:	*leicht*

Zutaten

- 1 Bananen
- 50g Brokkoli
- ½ Mango
- 2 Zitronen
- 10g Leinsamen
- Wasser zum Auffüllen

Zubereitung

1.) Die Brokkoliröschen von dem Stiel entfernen und gründlich waschen. Wer es mag kann durchaus auch den Stiel verwenden. Dann in den Mixer geben und klein pürieren.

2.) Die Mango und die Bananen schälen und dann in kleine Würfel schneiden. Beides mit in den Mixer geben. Sobald ein Püree entstanden ist mit Wasser verdünnen.

3.) Die Zitronen heiß abwaschen. Mit einer Reibe etwas Schale in den Smoothie reiben und anschließend die Zitronen komplett ausdrücken. Das Ganze mit Leinsamen ergänzen.

14 Tage challenge

Die 14 Tage Challenge

Da es sich hierbei um die 5:2 Diät handelt, bedeutet es, dass diese 14 Tage Challenge für 7 Wochen gedacht ist. Du bekommst nun also von uns einen Vorschlag wie du dich in den nächsten 7 Wochen an den beiden Tagen in der Woche, an denen du fastest, ernähren könntest. Alle Vorschläge haben um die 500kcal und decken je nachdem wie hoch dein sonstiger Kalorienbedarf ist, genau die ¼ davon ab, die du an Fastentagen zu dir nehmen darfst.

Woche 1

Fastentag 1: Mediterraner Thunfisch (250 kcal) & Erdbeermilchreis (231kcal)

Fastentag 2: Chili con Hähnchen (309 kcal) & Fruchtiger-Salat-Smoothie (184 kcal)

Woche 2

Fastentag 1: Belgische Waffeln (298 kcal) & Chinakohlsalat (200 kcal)

Fastentag 2: Auberginen Canelloni (271 kcal) & Mangold-Cranberry-Smoothie (228 kcal)

Woche 3

Fastentag 1: Frische Melonensuppe (215 kcal) & Tomaten mit Joghurtfüllung (202 kcal)

Fastentag 2: Nudeln in Chorizo Soße (290 kcal) & Ziegenkäse mit Melone (208 kcal)

Woche 4

Fastentag 1: Scholle auf Zucchini (152kcal) & Schokopizza mit Erdbeeren (347 kcal)

Fastentag 2: Putencurry auf Vollkornbrot (185 kcal) &Grünkohl-Avocado-Smoothie (313 kcal)

Woche 5

Fastentag 1: Lasagne mit Kohlrabi (324 kcal) & Rosenkohlsalat (168 kcal)

Fastentag 2: Asia-Suppe (98 kcal) & Ravioli mit Blaubeerfüllung (375 kcal)

Woche 6

Fastentag 1: Lachstarte (376 kcal) & Grießbrei (124 kcal)

Fastentag 2: Kürbis-Parmesan-Risotto (319 kcal) & Kokossuppe mit Mango (171 kcal)

Woche 7

Fastentag 1: Ananas-Reis-Curry (163 kcal) & Zimtbanane (329 kcal)
Fastentag 2: Schokoladenporridge (407 kcal) & Papaya-Chicorée-Smoothie (95 kcal)

Gratuliere! Nun hast du die ersten 7 Wochen erfolgreich hinter dich gebracht und solltest jetzt schon eine Veränderung bei dir bemerken. Auch wenn sie noch so klein ist, ist sie erst der Anfang. Auf diesen Start kannst du erfolgreich aufbauen und so mit der 5:2 Diät ein neues Lebensgefühl bekommen. Wie gesagt es handelt sich lediglich um Vorschläge. Welches Gericht du wann zu dir nehmen möchtest, ist dir selbstverständlich überlassen.

Was kommt danach?

Wie schon mehrfach erwähnt handelt es sich bei dem 5:2 Fasten nicht um eine Diät. Bei eigentlich allen Arten des Fastens ist der Erfolg für das Wohlbefinden und für die eigene Gesundheit maßgeblich davon abhängig wie lange man das Fasten durchzieht. Logisch! Im ersten Moment ist die Vorstellung etwas in seinen Lebensstil neu zu integrieren und das für immer etwas Angst einflößend. Verständlich, wenn es sich hierbei um eine Diät handeln würde. Denn das würde bedeuten, dass du dich und deine Ernährungsweise ein Leben lang einschränken musst. Ein Leben lang auf all die leckeren Köstlichkeiten verzichten ist keine schöne Vorstellung. Bei dem 5:2 Fasten handelt es sich aber lediglich um eine Ernährungsveränderung. Da du nur an 2 Tagen auf die Kalorienzufuhr achten musst und an allen anderen Tagen essen kannst wonach dir der Magen steht, ist es einfach dich auch weiterhin konsequent so zu ernähren und dich an die Regeln zu halten.

Dadurch, dass du ohnehin schon mit der Umstellung begonnen hast, wird es meist nicht nur eine Ernährungsumstellung auf Zeit sein. Stattdessen wirst du es so stark integrieren, dass du irgendwann gar nicht mehr ohne kannst. Vor allem dann nicht, wenn du dir immer wieder ins Gedächtnis rufst was du damit alles deinem Körper Gutes tust und wie sich deine Gesundheit und dein Bewusstsein deutlich verbessern. Es wird also nicht mehr Angst einflößend sein, dass man diese Form der Ernährung für immer in sein Leben integriert – du wirst nicht mehr ohne können.

Wenn man irgendwann dann aber doch tatsächlich nicht mehr an 2 Tagen der Woche auf seine Kalorienzufuhr achten möchte, ist es ratsam nicht anschließend an allen Tagen wieder so viel zu essen wie der Körper eben verlangt oder wie einem gerade die Lust steht. Dann würde nämlich das passieren was niemand nach einer Ernährungsumstellung möchte - der Jo-Jo Effekt würde eintreten und die ganze vorherige Arbeit und Disziplin wäre umsonst gewesen. Falls du nun irgendwann damit wieder aufhören möchtest, ist es ratsam deine Ernährung allgemein leichter zu halten und nicht immer auf die fett- und zuckerhaltigen Lebensmittel zurückzugreifen. Falls du aber auch mal so richtig schlemmen möchtest, solltest du einfach etwas mehr Sport machen, sodass sich die Kalorienzufuhr wieder ausgleicht und du so dein Gewicht halten kann.

Aufgrund der Tatsache, dass Fasten jedoch so viele positive Effekte mit sich bringt ist es eigentlich nicht ratsam, damit irgendwann zu brechen. Man schränkt sich nicht allzu stark ein und kann die Tage beliebig wählen, es also flexibel in seinen Alltag einbauen. Der Körper wird sich schnell daran gewöhnen und man wird ebenfalls schnell merken, dass man sich leichter und besser fühlt. Dabei steht die Gewichtsreduktion gar nicht mal im Vordergrund, sondern vielmehr das Bewusstsein für dein Essverhalten zu verbessern und deiner Gesundheit etwas Gutes zu tun. Nachdem du damit erst einmal angefangen hast, wirst du eigentlich auch dabei bleiben. Selbst wenn es mal eine Woche schwerer fällt und nur ein oder sogar gar kein Fastentag möglich ist, ist das auch absolut kein Problem. Dann musst du nur aufpassen, dass du es nicht weiter schleifen lässt, sondern direkt in der darauffolgenden Woche wieder in Angriff nimmst und dich wie zuvor ernährst. Auch bei so einer kleinen Ausnahme wird es dein Körper dir verzeihen, solange es nicht zur Gewohnheit wird.

Abschließend ist es so, dass du dir mit einer bewussten und gleichmäßigen Fastenphase etwas Gutes tust. Dadurch wird deine Gesundheit verbessert und du wirst ein deutlich bewussteres Essverhalten entwickeln. Die meisten Menschen integrieren diese Ernährungsveränderung so stark in ihren Lebensstil, dass sie damit nie wieder aufhören möchten. Doch letztendlich ist das selbstverständlich jedem selber überlassen. Falls man sich jedoch nicht ein Leben lang an das regelmäßige Fasten gewöhnen kann, gibt es andere Möglichkeiten nachhaltig sein neues Gewicht zu halten. Du musst letztendlich für dich entscheiden was das Richtige ist.

Unsere Story

Unsere Story begann damit, dass wir selbst diverse Ernährungsweisen und sogenannte Diäten ausprobiert haben und somit unsere eigenen Erfahrungen sammeln konnten. Dadurch wurde unsere Begeisterung für das Kochen im Allgemeinen geweckt. Da es mit der Zeit langweilig wird immer die gleichen Rezepte zuzubereiten, wagen wir uns regelmäßig an neuen Themenbereichen im Bereich der Ernährung. Da Essen im Allgemeinen mehr Spaß macht, wenn man es nicht alleine tut, haben wir beschlossen unsere Lieblingsrezepte zusammenzufassen, damit auch andere Menschen, die daran Interesse haben, davon profitieren können. Während wir viel Zeit mit dem Suchen nach leckeren Rezepten verbracht haben, haben wir nun für dich ein Rezeptbuch zusammengestellt, damit du mehr Zeit für das wirklich Wichtige hast. ESSEN!

Während unserer Probierphase mussten wir nur allzu oft feststellen, dass die Bilder der Rezepte und das was am Ende bei uns rauskam nicht wirklich eine Ähnlichkeit hatte. Da wir preiswert bleiben wollten, damit du besser experimentieren und ausprobieren kannst, haben wir uns dazu entschlossen ganz auf Bilder zu verzichten. Dadurch ist es auch kein Drama, wenn dir das eine oder andere Thema nicht zusagt.

Wir hoffen sehr, dich mit unseren Rezeptvorschlägen immer wieder aufs Neue inspirieren zu können. Damit vielleicht auch DU deine Leidenschaft für das Kochen entwickelst und dich ausprobierst. Kochen bietet nämlich den großen Vorteil entspannend zu wirken und lecker zu sein. Da wir immer auf der Suche nach guten Themen und leckeren Rezepten sind, wirst du bestimmt noch einiges von uns hören. Vielleicht können wir dich von einigen Themen überzeugen und du diese somit für dich entdecken. Letztendlich gibt es nichts schöneres, als Anderen den Anstoß und die Inspiration für etwas Neues zu geben.

Unser Ziel ist es, dir den Einstieg in ein neues Ernährungsthema zu geben und eine doch recht große Auswahl an dazugehörigen Rezepten zu bieten. Wir finden, dass uns das sehr gelungen ist. Dementsprechend sollte deinem Weg in einen Alltag voller köstlicher Gerichte nichts mehr im Wege stehen!

Schlusswort

Wir bedanken uns herzlich bei dir für den Kauf und wünschen viel Spaß beim Nachkochen und Ausprobieren der verschiedenen Rezepte. Lass es dir schmecken!

Wir hoffen, dass du dir mithilfe unseres Kochbuches einen groben Überblick über das 5:2 Fasten machen konntest. Darüber hinaus freuen wir uns selbstverständlich, wenn dir die Rezepte gefallen und dir somit das Durchhalten erleichtern. Bedenke stets, dass du dieses Fasten nur für DICH machst. Davon mal abgesehen hast du bei dieser Methode hoffentlich sehen können, welche positiven Effekte dabei für dein ganzes Wohlbefinden und deine Gesundheit resultieren. Fange nun endlich an deinen Körper zu formen und durch deine Ernährung optimal zu unterstützen. Du solltest schließlich immer bedenken, dass du nur diesen einen hast!

Wir wünschen dir viel Erfolg auf deinem Weg mit dem 5:2 Fasten. Traue dich einfach und fange lieber Heute als Morgen damit an. Sonst verstreichen die Tage und es verändert sich rein gar nichts, denn von nichts kommt nichts.

Damit auch andere sich auf die gleiche Reise begeben können wie du, würde es ihnen und selbstverständlich auch uns helfen, wenn du uns eine positive Rezension dalässt. So vereinfachst du es anderen Menschen ihren Weg zu finden und ihr Leben in die Hand zu nehmen. Wir freuen uns allerdings auch über Feedback.

Gutes Gelingen wünscht dir das Team von FOOD REVOLUTION!

Buchempfehlungen

Weitere Bücher von Food Revolution.

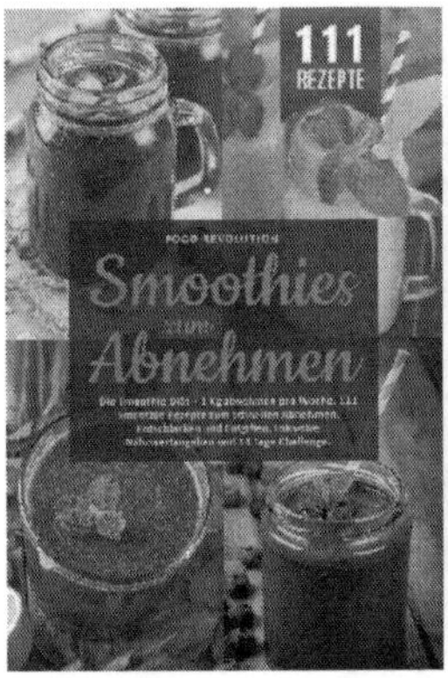

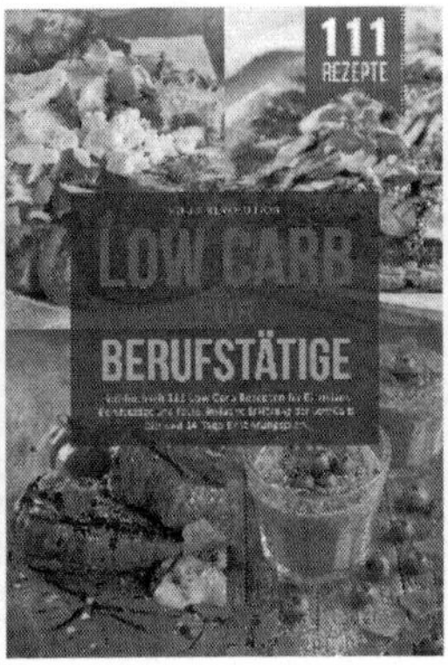

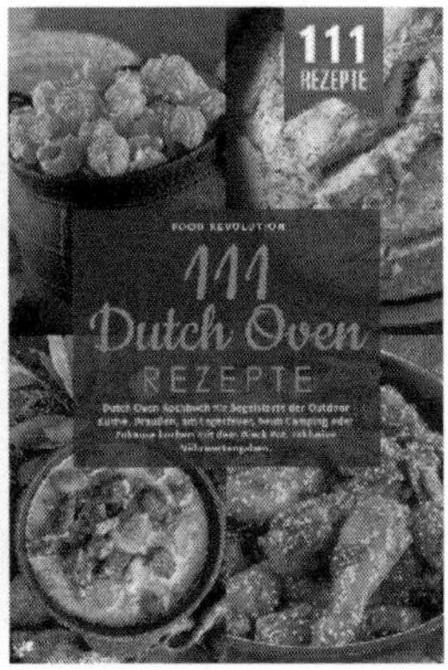

Smoothies zum Abnehmen: Die Smoothie Diät – 1KG abnehmen pro Woche. 111 Smoothie Rezepte zum schnellen Abnehmen, Entschlacken und Entgiften. Inklusive Nährwertangaben und 14 Tage Challenge.

Low Carb für Berufstätige: Kochbuch mit 111 Low Carb Rezepten für Einsteiger, Berufstätige und Faule. Inklusive Erklärung der Low Carb Diät und 14 Tage Ernährungsplan.

111 Dutch Oven Rezepte- Dutch Oven Kochbuch für Begeisterte der Outdoor Küche. Draußen, am Lagerfeuer, beim Camping oder Zuhause kochen mit dem Black Pot. Inklusive Nährwertangaben.

Rechtliches

Haftungsausschluss
Die Benutzung dieses Buches und die Umsetzung der darin enthaltenen Informationen erfolgt ausdrücklich auf eigenes Risiko. Haftungsansprüche gegen den Autoren für Schäden materieller oder ideeller Art, die durch die Nutzung oder Nichtnutzung der Informationen bzw. durch die Nutzung fehlerhafter und/oder unvollständiger Informationen verursacht wurden, sind grundsätzlich ausgeschlossen. Rechts- und Schadensersatzansprüche sind daher ausgeschlossen. Das Werk inklusive aller Inhalte wurde unter größter Sorgfalt erarbeitet. Der Autor übernimmt jedoch keine Gewähr für die Aktualität, Korrektheit, Vollständigkeit und Qualität der bereitgestellten Informationen. Druckfehler und Falschinformationen können nicht vollständig ausgeschlossen werden. Es kann keine juristische Verantwortung sowie Haftung in irgendeiner Form für fehlerhafte Angaben und daraus entstandene Folgen vom Autor übernommen werden.

Haftungsausschluss und allgemeiner Hinweis zu medizinischen Themen: Die hier dargestellten Inhalte dienen ausschließlich der neutralen Information und allgemeinen Weiterbildung. Sie stellen keine Empfehlung oder Bewerbung der beschriebenen oder erwähnten diagnostischen Methoden, Behandlungen oder Arzneimittel dar. Der Text erhebt weder einen Anspruch auf Vollständigkeit noch kann die Aktualität, Richtigkeit und Ausgewogenheit der dargebotenen Informationen garantiert werden. Der Text ersetzt keinesfalls die fachliche Beratung durch einen Arzt oder Apotheker und er darf nicht als Grundlage zur eigenständigen Diagnose und Beginn, Änderung oder Beendigung einer Behandlung von Krankheiten verwendet werden. Konsultieren Sie bei gesundheitlichen Fragen oder Beschwerden immer den Arzt Ihres Vertrauens! Wikibooks und Autoren übernehmen keine Haftung für Unannehmlichkeiten oder Schäden, die sich aus der Anwendung der hier dargestellten Information ergeben. Beachten Sie auch den Haftungsausschluss und dort insbesondere den wichtigen Hinweis für Beiträge im Bereich Gesundheit.

Quelle: wikibooks

Impressum
Food Revolution wird vertreten durch:

Alexander Reinhardt
Mundsburger Damm 26
22087 Hamburg
Deutschland

Coverbilder
lenyvavsha, studioM, resnick_joshua1, lecic, 4zeva, karandaev | depositphotos.com